숨을, 쉬다

무너진 내 몸과 감정의 균형을 찾아주는 맨 처음 처방

숨을,
쉬다

애슐리 니스 | 이유림 옮김

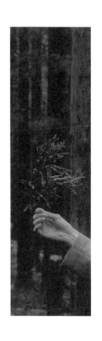

책사람집

CONTENTS

practice.

지친 몸과 마음을 보살피는

25가지 작은 연습들

067

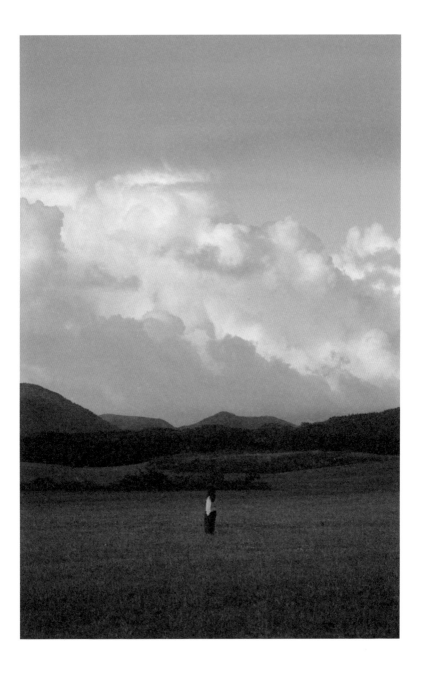

숨을 쉬며 산다는 것은

나는 내 삶의 수많은 시간을 나 자신과 분리된 채 살아왔다. 내 몸의 주인은 언제나 나였지만, 나는 내 몸 안에 머물지 못했다. 머릿속을 어지럽히는 문제들 앞에서는 그것을 해결하기보다는 괴로움을 잊는 쉽고 빠른 수단에 탐닉했다. 힘겨운 순간에는 현실을 외면했고, 생각과 감정을 마비시키며 살아왔다.

그렇기에 나는 내 안에 나 자신이 존재한다는 것을 그 누구보다 더 깊이 느끼고 싶었다. '나'라는 '존재'가 '나'라는 '대지'에 닻을 내리고 있음을 실감하고 싶었다. 감정을 조절할 수 있는 능력을 갖길 원했고, 내 안에 지혜가 있다는 그 멀기만 한 얘기를 몸소 체험하고 싶었다.

나는 숨을 생활의 중심에 놓는 삶이 무욕의 삶이라 생각하지 않는다. 나는 지금 이 순간에도 나 자신을 강렬하게 욕망한다.

숨은 모든 사람들의 모든 활동의 근원이다. 신체 활동의 연료이자 정신 활동의 뿌리이다. 또한 숨은 언제나 우리 곁에서 우리의 삶을 돕는 훌륭한 도구이다. 우리는 평온함, 균형, 안정이 필요할 때 언제든 숨을 활용할 수 있다. 나이, 능력, 장소, 성별, 신념과 관계없이 문제를 해결하고자 하는 사람이라면 누구라도 숨을 이용할 수 있다. 주의를 집중하고 연습하기만 하면 된다. 숨 연습은 아주 단순하다. 마음을 다해 집중해서 숨 쉬는 것이다.

숨 연습의 효과는 탁월하다. 사실 숨은 요가와 명상과 같은 건강과 마음 챙김 분야에서 빠르게 성장해왔다. 지난 10년 동안, 숨 연습은 불안, 우울, 외상 후 스트레스 장애, 트라우마, 원인이 불분명한 만성 통증의 치료법으로 유명해졌다. 뿐만 아니라, 창의력과 집중력을 높이고 우리 안의 지혜에 닿을 수 있게 하며, 의식을 확장해주는 실용적인 도구로도 널리 알려졌다. 특히 과학에 기반한 숨 연구소가 스탠퍼드대학교에 설립되고, 하루의 호흡수를 측정하는 건강 애플리케이션이 나오는 지금, 숨은 요가와 명상을 넘어 그 자체로 독자적인 영역을 구축해가고 있다.

우리는 매 순간 숨을 쉰다. 하지만 숨을 제대로 쉬는 사람은 많지 않다.

우리는 숨을 의심하지 않으며 당연하게 여긴다. 그래서 내가 숨을 가르치고 숨 쉬기 연습을 제안하면 우습게 여기거나 냉소하는 경우가 대부분이다. "너무 쉬운데, 이런 게 정말 효과가 있겠어?" 하지만 나와 함께 연습하는 사람들은 얼마 지나지 않아 단숨에 깨닫는다. 숨 연습은 사람 사이의 관계에서부터 일, 스트레스, 후회에 이르기까지 삶의 모든 면에 놀라운 변화를 일으키며 건강을 증진할 수 있도록 도와준다는 사실을 말이다.

●●●●

많은 이들이 그랬듯, 나도 명상과 요가를 통해 숨을 만나게 되었다. 당시 나는 스물한 살이었고, 중독 치료 센터에 입원해 소위 '12단계 프로그램'이라는 치료를 받고 있었다. 치료를 시작하던 초기에 겪었던 엄청난 괴로움을 진정시키려 의자에 가만히 앉아 보내던 시간은 절대 잊을 수 없을 것이다. 그 시간은 상상 이상으로 고통스러운 시간이었다. 나는 그렇게 절망과 혼돈 속에서 오직 안정과 평화를 찾고자 숨 연습을 시작했다.

그 아픈 나날을 보내며, 나는 약과 알코올로 정신을 마비시키지 않고도 마음을 진정할 수 있는 방법을 배우게 되었다. 숨 쉬기 연습 중 내가 가장 좋아하는 것은 들숨에 1, 2, 3, 4를 세고 날숨에 4, 3, 2, 1을 세는 단순한 연습이다. 들이쉬고 내쉬기를 반복하는 몇 초의 숨이 당시의 나에겐 유일하게 안정감을 주었다. 그리고 이 짧은 체험이 계기가 되어, 마침내 나는 외부의 도움 없이 감정을 조절하는 법을 배우는 긴 여정을 시작하게 되었다.

중독 치료를 마치고 나는 대학으로 돌아올 수 있었다. 그곳에서 판화를 공부했고, 졸업 후에는 샌프란시스코로 가서 공공 예술을 전공하여 석사 학위를 받았다. 대학원을 마치고 나서는 미술을 가르치고 전시와 강연을 하며 여러 곳을 여행했다. 예술가로 살아가면서도, 비록 몇 달을 열심히 연습하다가 다음 몇 달은 중단했던 때도 있었지만, 숨 연습을 놓지는 않았다.

숨은 언제나 내 생활의 중요한 테마였다. 상담과 조언을 청했던 선생님들은 한결같이 하루의 중심에 숨이 있어야 한다고 나를 끊임없이 설득했다. 명상에 관련된 책을 닥치는 대로 읽었음에도, 꾸준히 연습할 수 있게 되기까지는 수년이 걸렸다. 그리고 20대 후반, 나는 단순한 호흡만으로도 나 자신과 마주할 수 있게 되었고, 바로 이때부터 내 삶이 달라졌다. 마치 가속이 붙은 것처럼, 나의 몸과 마음은 빠르게 변화했다.

그 몇 년간 나는 더 깊이 파고들어 숨을 공부했다. 불교의 여러 종파와 다양한 하타(hatha) 요가에 빠져들기도 했고, 그 와중에 의미심장한 발견을 이루기도 했다. 그리고 더 나아가 에너지 의학, 의학적 직관, 신경 과학, 체질 심리 치료에까지 관심이 미쳤다.

덴마크 예술 위원회의 지원을 받으며 베를린에 살던 시절, 나는 블로그를 열어 숨 쉬기가 어떻게 내 삶을 바꿔놓았는지에 대해 사람들과 이야기를 나누었다. 나 자신의 변화를 좀 더 분명하게 이해해보고자 시작한 일이었지만, 6개월이 채 지나지 않아, 안 좋은 생활 습관 탓에 육체적으로 혹은 정신적으로 어려움을 겪고 있는 많은 이들을 만나게 되었다. 그동안 내가 겪었던 어려움은 혼자만의 문제가 아니었다. 그리고 나를 변화시켰던 방법으로 다른 사람들도 변화를 경험할 수 있다는 사실을 깨닫게 되었다.

그 뒤 나는 친구 한 명과 같이 로스앤젤레스로 근거지를 옮겼다. 사람들을 도와 몸을 보살피고 그 안에 단단히 뿌리 내리게 해주겠다는 목표가 내 안에서 자라났기 때문이다. 앞으로 어떤 일이 펼쳐질지 알 수 없었지만, 태어나서 처음으로 '내가 있어야 할 곳에 내가 있다'는 생각이 들었다. 그리고 이내 가장 존경하는 토니 줄리아노(Tony Giuliano) 선생

님과 함께 요가 강사 트레이닝을 시작했고, 과정을 마친 뒤에는 도시 곳곳의 스튜디오에서 사람들을 가르쳤다. 하지만 1년이 지나기 전, 내가 정말 하고 싶은 일은 요가를 가르치는 것이 아니라, 숨을 가르치는 것이라는 사실을 자연스레 알 수 있었다.

내가 숨을 좋아하는 이유는 요가 자세나 전통적인 명상 수련보다 접근이 쉽기 때문이다. 사실 숨 연습은 수천 년 동안 수없이 연구되고 수행되어왔지만, 내겐 매우 현대적이고 새롭게 다가왔다. 숨은 내 몸과 직접 닿아 있는 활동일 뿐만 아니라, 감정과 영혼과도 연결되어 있는 것이었다. 나에게 숨은 나를 돌보는 가장 본질적이고 가장 통합적인 처방이었다.

'숨에 집중하자'는 결정은 내 인생에 있어 가장 현명한 선택이었다. 숨 연습은 파고들수록 매력적이었고, 숨의 가능성은 내가 생각했던 것보다 훨씬 더 깊고 넓었다.

● ● ● ●

숨은 치유의 도구이자, 존재의 도구이다. 숨을 공부하고 가르치며 보낸 지난 수년의 시간 덕에 나는 성장할 수 있었고, 이 책을 쓸 용기를 얻게 되었다. 수면의 질을 높이는 것부터 불안을 완화하고 '나'라는 존재의 중심을 세우고 타인과의 적절한 사이를 유지하는 법에 이르기까지, 이 책은 숨을 통해 생활을 개선하는 방법을 알려줄 것이다.

사람들은 내게 숨을 가르치는 이유가 무엇인지 자주 질문한다. 사실 이유는 무수히 많다. 하지만 이렇게 말하고 싶다. 나의 몸을 완전히 소유하고자 하는 욕망이 내가 숨을 공부하는 첫 번째 이유라고. 더불어 다른 사람들도 나와 같은 경험을 할 수 있도록 돕고자 하는 열정 때문에 나는 사람들과 함께 숨을 연습한다.

나는 이 책을 통해 숨 쉬기의 기초와 방법을 독자들에게 최대한 쉽게 알려주고 싶었다. 그리하여 숨 연습의 효과와, 숨과 감정이 연결되는 원리, 스트레스 반응과 회복력에 관해 설명하고, 숨을 연습하는 최상의 방법을 안내했다. 불안과 긴장 완화, 에너지를 북돋는 연습을 포함해 삶과 일상에 도움을 줄 25가지 숨 연습을 담았다. 각각의 연습에서 그 기원과 효과와 목적을 먼저 설명하고, 실행 방법과 주의할 점을 덧붙였다.

P A R T 2

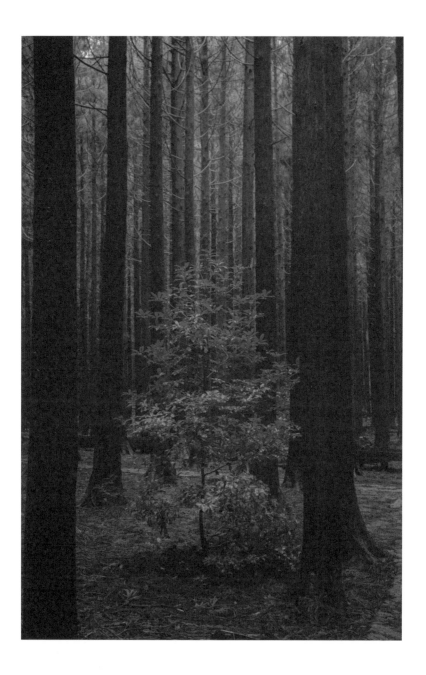

breathe.

근본적 수단

숨은 육체와 정신을 돌보는 여러 활동의 근본이다. 명상에서도, 요가에서도 숨은 가장 중요하게 다뤄진다. 최근에는 대체 의학에서도 숨을 주요한 도구로 주목하고 있다.

그러므로 숨에 관심을 기울이는 것은 감정, 생각, 내적 동요를 다스리는 가장 빠른 길이다. 숨에 관해 알아야 할 가장 중요한 요소인 숨 쉬기의 구조와 원리는 물론 숨과 감정이 어떻게 연결되어 있는지 살펴보도록 하자.

참 오래된 지혜

인간은 보통 음식 없이 3주, 물 없이 3일을 버틴다. 하지만 산소가 없이는 고작 3분도 버티지 못한다. 숨은 생명의 전제조건이다. 또한 숨은 생존을 넘어 건강한 삶에도 깊숙이 관여하고 있다. 인류는 숨이 개인과 집단의 활동과 회복과 성장에 커다란 영향을 미친다는 것을 아주 오래전부터 알고 있었다.

그래서 세계 곳곳에서 숨은 '생명력'이나 '영혼'과 같은 개념과 연관되곤 했다. 그리스어 프시케(psyche)는 '삶' 혹은 '숨'이라는 뜻으로 번역된다. 라틴어로 '호흡'을 뜻하는 스피리투스(spiritus)는 현재 우리가 쓰는 영혼(spirit)이라는 단어의 어원이다. 또 산스크리트어 프라나야마(pranayama)는 '생명력'이라는 뜻의 프라나(prana)와 '확장하다, 꺼내다'라는 뜻의 아야마(ayama)가 합쳐진 단어이다. 프라나야마는 하타 요가에서 특정한 자세로 호흡을 조절해 건강을 증진하는 수행을 뜻한다. 횡격막과 경혈점을 강화해 몸에 '기(氣)'라는 생명력을 흐르게 하는 호흡법도 전해진다. 아프리카와 남아메리카의 몇몇 전통문화에서는 호흡을 통해 육체에서 정신을 해방해 개인과 공동체의 치유를 도모하기도 한다.

이렇듯 숨의 역사는 유구하다. 뿐만 아니라 오늘날 신경과학 연구는 뇌 신경세포가 숨과 연결되어 정신 상태의 변화를 이끈다는 사실을 밝혀 내고 있다. 이는 인류가 아주 오래전부터 체득하고 있었던 지혜를 입증 해주는 것이기에 더욱 의미가 크다.

우리에게는 숨을 통해 생각과 감정을 바꾸는 힘이 있다. 우리 몸 전체 에 가장 근본적인 영향을 미치는 요소가 숨이라 해도 전혀 지나치지 않다.

숨의 해부학

우리의 호흡계는 산소를 들이쉬고 이산화탄소를 내보내는 일을 담당하고 있다. 성인은 보통 1분에 12번에서 20번을 호흡하는데, 하루에 약 2만 번 숨을 쉬는 셈이다. 호흡의 수는 격렬한 운동을 하면 늘어나고, 휴식을 취할 때는 줄어든다. 인체의 산소 사용 비율을 아주 단순하게 따져보면, 두뇌가 25퍼센트, 신장이 12퍼센트 정도이며, 심장은 고작 7퍼센트에 불과하다.

생존을 위해서는 산소가 필요하고 이산화탄소를 원활하게 내보내 각 기관을 깨끗하게 해야 한다. 숨은 자연적인 해독제이다. 오늘날 해독이라고 하면 보통 그와 관련된 특정 음식을 떠올리곤 하지만, 신체를 깨끗하게 유지하려면 먼저 숨에 주의를 기울여야 한다는 사실을 잊지 말아야겠다.

숨과 관련된 주요 신체 기관은 입, 코, 후두, 기도, 폐, 횡격막 등이다. 우리가 숨을 들이쉬면 입이나 코를 통해 산소가 들어온다. 들이쉰 공기는 인두(목구멍), 후두, 기도를 지나 폐에 닿는다. 숨을 내쉴 때는 들어온 길 그대로 거꾸로 지나 밖으로 나오게 된다. 나는 내 수업을 찾는 사람들에게 과격한 운동을 할 때를 제외하고는 코로 숨을 쉬라고 권장한다. 코로 호흡하면 참을성이 깊어지고 집중력이 좋아진다. 더욱이 코는 해로운 박테리아를 걸러주고, 심혈관계, 면역, 성 기능에 중요한 산화질소를 만들어낸다.

산소는 몸 안으로 들어와 기도를 지나고, 산소를 각 폐로 전달하는 기관지로 흘러간다. 기관지를 지나면 산소를 이산화탄소로 바꾸는 폐로 들어가게 된다. 혈류는 산소를 세포에 전달하고, 내호흡(세포가 주로 산소를 이용하여 에너지를 얻고 이산화탄소와 물을 방출하는 과정)을 통해 폐기물이나 이산화탄소를 제거한다. 숨을 내뱉으면 공기는 다시 폐와 후두를 거쳐 코와 입을 통해 배출된다.

기초적인 숨 연습을 할 때는 횡격막의 이해에 시간을 많이 할애한다. 호흡에 가장 중요한 근육이기도 하지만, 우리에게 친숙하지 않은 신체 부위이기 때문이다.

횡격막은 몸 안쪽 깊숙한 곳에 있는 근육이다. 대칭이 맞지 않는 둥근 지붕 모양으로 생겼고, 가슴 밑 부분에 위치해 흉강과 복강을 나누는 기준이 된다.

* 횡격막 만져보기

양손을 펴서 오른쪽 새끼손가락은 오른쪽 제일 아래에 있는 갈비뼈에 닿게 하고 왼쪽 새끼손가락은 왼쪽 제일 아래에 있는 갈비뼈에 닿도록

한 다음 두 손을 몸통에 붙여 감싼다. 코로 가만히 숨을 들이쉬고 내쉰다. 들숨에 옆구리가 늘어나는 감각을 느껴보고, 날숨에 몸을 이완시키며 숨 쉴 때마다 횡격막이 어떻게 움직이는지 느껴본다.

보통 숨을 들이쉴 때는 횡격막이 수축하면서 아래쪽으로 내려가 가슴 안에 폐가 확장할 수 있는 공간이 만들어진다. 숨을 내쉴 때는 횡격막이 이완되며 위쪽으로 움직이고, 폐가 원래 모습대로 돌아온다. 횡격막은 반구처럼 휘어진 모양이다. 횡격막의 움직임을 이해하고 싶다면 해파리의 모습을 떠올려보아도 좋겠다. 해파리 역시 다른 바다 생물처럼 이 세상의 것이 아닌 듯 아름답고 기묘한데, 횡격막이 수축하고 팽창하는 모습을 감각적으로 경험할 수 있게 해줄 것이다.

한 가지 덧붙이자면, 지붕 같은 횡격막의 형태는 그 주위를 둘러싼 간이나 심장 같은 기관들의 영향을 받아 만들어졌다. 이들의 상호 연관성은 신체의 다른 체계를 이해할 때도 매우 중요하다.

호흡과 스트레스 반응

자율 신경계를 살펴보면 숨을 더 잘 이해할 수 있다. 자율 신경계는 뇌와 신체를 이어주는 양방향 도로와 같다. 어떤 사건이나 고민 때문에 불안을 느끼고 스트레스를 받으면, 우리의 뇌는 자율 신경계의 세포를 통해 교감 신경을 활성화한다(투쟁-도피 반응). 반대로 평온하고 여유로운 상태라면, 자율 신경계는 부교감 신경을 활성화한다(휴식-소화 반응).

　* 휴식-소화 vs. 투쟁-도피

　투쟁-도피 반응은 익숙하겠지만, 휴식-소화 반응은 생소할 수도 있겠다. 우리의 자율 신경계에는 동전처럼 양면적 특성이 있다. 스트레스를 받을 때는 변화에 대처할 수 있도록 교감 신경이 활성화되고 심장 박동이 빨라지며 혈압이 높아진다. 반면 마음이 편안할 때는 부교감 신경이 활성화되어 심장 박동이 느려지고 혈압이 낮아지며 호흡도 느려진다.

숨을 들이쉴 때, 심장은 자극을 받아 살짝 빠르게 뛴다. 그 뒤 숨을 내쉴 때는 심장 박동이 조금 느려진다. 분 단위로 보면 들숨과 날숨이 심장에 미치는 영향은 크지 않다. 하지만 몇 분에 걸쳐 들숨이나 날숨 중

하나를 다른 하나보다 길게 유지하면, 가랑비에 옷이 젖듯, 심장 박동을 느리게 혹은 빠르게 만들 수 있다.

들숨에 걸리는 시간보다 날숨에 드는 시간을 1~2초 정도 늘려 몇 분정도 반복해서 연습하면 심장 박동은 느려진다. 이는 모든 것이 몇 분전보다 평온하고 안정되었다는 메시지를 뇌로 전달하는 것과 같다. 메시지를 받은 뇌는 신경계의 휴식-소화 반응을 활성화해서 다시 신체에 신호를 보내 이런 변화에 힘을 실어준다. 그러면 놀랍게도 폐와 심장은 다시 뇌로 피드백을 보내 실제로 현재 상태가 차분하고 평화롭다고 믿게 만든다. 심지어 스트레스 상황에 놓여 있거나 머릿속에 불안한 생각이 가득할 때도 이러한 메커니즘은 똑같이 작용한다.

이런 반응은 일상생활에 커다란 영향을 미친다. 사실 우리의 하루만 관찰해보더라도 내부와 외부에서 스트레스 요인이 끊임없이 발생한다는 것을 알 수 있다. 업무 메일이나 전화, 핸드폰 메시지를 놓치지 않을까 스트레스에 시달리고 있다고 말하는 사람들이 적지 않다. 그리고 또 이들 중 많은 사람들이 불안을 느끼거나 스트레스를 받으면 경직 반응을 보인다. 경직 반응의 전형적인 증상은 몸이 이산화탄소를 내보내지 않으면 안 될 때까지 짧고 빠른 들숨을 계속해서 이어가는 것이다. 이런 불안정한 호흡이 이어지면 신체가 받는 스트레스는 더욱 심해진다.

방금 들었던 예는 우리의 몸이 현대 사회에서 어떻게 부담을 느끼며 짓

눌리는지, 스트레스가 어떻게 만성화되는지를 보여준다. 그래서 제대로 숨 쉬는 법을 익히면 이와 같은 악순환을 끊는 데 큰 도움이 되는 것이다. 의식적으로 숨을 느리게 만들면 스트레스와 불안은 우리 몸에 깃들 수 없다. 스트레스와 불안은 빠르고 얕게 이어지는 숨을 먹고 살기 때문이다.

이 책의 '지친 몸과 마음을 보살피는 25가지 작은 연습들'(67페이지) 대부분은 부교감 신경을 강화해 의식적인 치유와 더불어 평온한 정신 상태를 회복하는 것을 돕는다. 수년 동안 수많은 사람들을 가르치면서 알게 된 것은 대부분의 사람들의 교감 신경이 더 높을 수 없을 만큼 발달해 있다는 사실이었다. 그래서 나는 교감 신경을 자극하기보다는 이를 단단하게 다지고 보충하는 방법에 집중했다. 그래도 생활에 활기를 더할 방법을 원하는 독자들을 위해 관련 연습도 일부 기록해두었으니 참고하기 바란다.

날숨의 힘

나는 새로운 수강생이 찾아오면 날숨을 집중적으로 가르친다. 대다수가 숨을 참는 버릇이 있거나, 날숨이 짧거나, 숨을 내쉬는 것을 힘들어하기 때문이다. 날숨에 집중하게 된 또 하나의 이유가 있다. 이전에 언급했듯이, 대체로 보강이 필요한 부교감 신경계(우리 몸의 휴식-소화 반응을 담당하는)와 날숨은 서로 긴밀하게 연결되어 있기 때문이다.

나는 생각보다 많은 사람들이 완전히 무언가에 정신이 팔려 있거나 완전히 방전된 상태로 머물러 있다는 것을, 그러니까 중간이 사라진 생활을 하고 있음을 목격하게 되었다. (이후에 다루겠지만, 이런 모습도 트라우마를 나타내는 것일 수 있다.) 사람들은 진정한 휴식이 무엇인지 잘 몰랐고, 실제로 우리를 회복시켜주고 성장의 자양분이 되어주는 휴식을 경험해본 적이 드물었다. 이런 사람들이 휴식이라고 믿고 있던 것은 대부분 감각을 마비시키거나, 머리를 비워버리거나, 회피하거나, 자신을 억누르는 형태의 활동이었다. 놀랍다고 느낄 수도 있겠지만, 정말로 흔한 일이다.

잠시 눈을 감고 마지막으로 평온하다거나, 회복되었다고 느끼거나, 에너지가 차오르는 느낌을 받아본 것이 언제였는지 떠올려보자. 최근이었다면, 축하한다. 올바른 방향으로 나아가고 있다는 증거다. 그러나 이런 좋은 느낌을 받았던 때가 기억이 나지 않는다거나 아주 오래전이라고 해도 걱정할 필요는 없다. 몸과 마음을 단단하게 다지고, 앞으로 나아갈 길을 닦고, 자기 자신을 더욱 세심하게 보살피는 법을 지금부터 하나씩 연습하면 된다.

문제는 세상이 빛처럼 빠르게 변화하고 있다는 것이다. 먹고사는 일에 에너지와 시간을 엄청나게 쏟아부어야 하니, 언제든 번아웃(burnout)이 오고 지쳐버리는 것도 당연하다. 나만 하더라도 아카데미를 운영하고, 글을 쓰고, 주변 관계를 유지하고, 가족을 돌보고, 사랑하는 사람들을 보살피려면 신체와 정신의 기능을 아주 높은 수준으로 유지하며 하루를 보내야 한다. 게다가 자기 일에 열정과 활력이 더욱 넘치는 사람이라면 정지 버튼을 누르고 새로 고침을 하는 게 쉽지 않을 것이다. 나는 수년 동안의 도전과 시행착오 끝에, 비록 힘은 들지라도 좋은 날숨을 연습하는 것이 믿기 어려울 만큼 커다란 보상을 준다는 사실을 체험하게 되었다. 날숨 연습은 혼자만의 착각이나 주변 환경의 속도에 휘말리지 않고, 내 몸의 이야기를 들으며, 그 리듬에 맞춰 사는 법을 알게 된 값진 여정이었다.

나와 함께 연습한 사람들은 거의 모두 자신만의 날숨을 발전시킬 수 있었다. 그들은 날숨 연습이 삶의 전환점이 된다는 사실을 몇 번이고 증명해주었다. 날숨의 힘은 현재를 살아가며 속도를 늦춘다는 데 있다. 머릿속을 싹 비워버리고 자신을 무조건 억누르거나 마비시키는 것과는 완전히 다르다. 날숨은 정지 버튼이자 새로 고침 버튼이며, 우리 안의 지혜를 깨우는 버튼이다. 날숨의 힘은 불안을 낮추고 존재의 기반을 찾아줄 뿐 아니라, 회복력을 키워 건강한 삶으로 향하는 길을 열어준다.

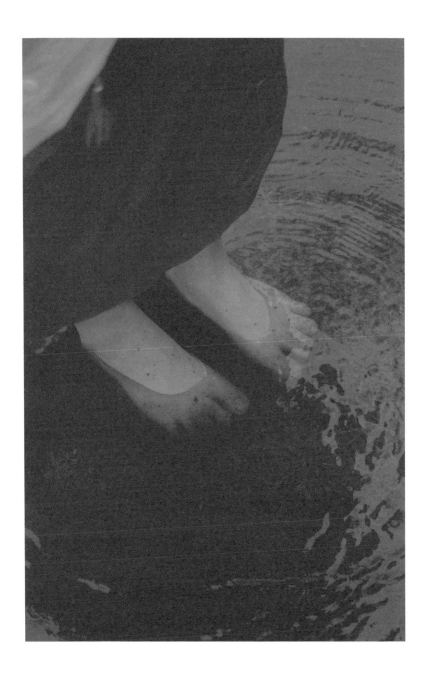

숨과 감정

1분 동안 숨을 참아보자. 아마 쉽지 않을 것이다. 숨은 우리가 몸으로 느끼는 공간감, 혹은 자유로움과 직접적으로 연결되어 있다. 그래서 숨을 쉬지 못하면 곧장 답답함과 압박감을 느끼게 되는 것이다. 이는 강렬하고 기쁜 감정이나 경험을 포용하는 능력에도 영향을 미친다. 포용의 범위도 숨과 연관되어 있다. 우리가 편하게, 깊게, 충만하게, 흐르듯 유려하게 숨을 쉬면, 여러 삶의 양상을, 때로는 심각하고 당황스럽고 힘겹거나 충격적인 사실일지라도, 더 편안하고 익숙하게 받아들이게 된다.

지금 절망에 빠져 있다고 상상해보자. 그리고 상상하는 동안 자신의 숨이 어떻게 바뀌는지 살펴보자. 아마 숨이 짧아지고, 이내 가슴이 움츠러들고, 뭔가에 갇힌 듯한 느낌을 받을 것이다. 그러다 잠시 후 이번에는 좋은 일을 떠올리며 숨의 변화를 관찰해보자. 이토록 간단한 실험만으로도 숨과 감정이 얼마나 긴밀하게 연결되어 있는지 쉽게 알 수 있다.

긍정적이거나 부정적인 감정 모두 그 성질과 강렬함은 어떻게 숨을 쉬는가와 관련되어 있다. 만약 호흡의 패턴이 제한적인 편이라면, 머리를 비우려고 하거나 힘든 감정을 억누르는 성향을 가지고 있는 경우가 많다. 제한적이고 정체된 호흡 패턴은 감정적이거나 물리적인 사건에 대한 이전의 대처에서 기인한 것이기도 한데, 심지어 그 기원을 우리가 배 속에 있었을 때까지 거슬러 올라가기도 한다. 반대로 조금 더 여유 있고 부드럽게 숨 쉬는 성향은 자기 자신의 신체나 자기표현에 관한 개방성과 편안함으로 곧장 이어진다.

감정 표현을 두려워하거나 자신의 현재 상태를 솔직하게 말하는 능력이 부족한 경우, 이런 감정들은 의식적으로 억제되거나 무의식에 억눌리게 된다. 그리고 이렇게 억눌린 감정들이 몸에 쌓여 만성적인 긴장과 통증을 유발하고, 결국 병이 되는 것이다. 숨 연습의 놀라운 힘은 감정(에너지)을 변화시키는 도구가 우리 안에 있다는 것을 깨닫는 데 있다.

숨과 감정을 다룬 이번 장을 마무리하기 전에, 횡격막을 다시 한번 짚고 넘어가려 한다. 조금 더 심오한 용어로, 횡격막은 '하늘과 땅을 나누는 근육'이라고 불리기도 한다. 횡격막은 명치 쪽을 가로지르며 비장과 연결되어 있다. 그 모양과 위치와 기능을 떠올리며 나는 횡격막을 뚜껑에 비유하곤 한다. 횡격막은 우리가 몸 안에 감춰두고 억눌러온 감정과 경험들을 덮은 뚜껑과 비슷하다. 이는 숨 연습이 깊은 감정적 치유와 관련된 이유이기도 하다. 횡격막에 주의를 기울이며 숨을 연습하면 감정을 신체적으로 처리할 수 있게 된다. 인지를 활용해 감정을 처리하는, 기존의 정신 치료법과 정반대의 방법이라 할 수도 있겠다.

숨과 불안

숨을 자각하는 것에 불안을 느낀다면, 신경계에 조절 곤란이 발생한 것일 수도 있으니 주의하도록 하자. 조절 곤란은 숨 쉬기에 심각한 영향을 미친다. 조절 곤란을 경험한 사람과 함께 숨 연습을 할 때는 먼저 신경계를 살펴보고, 조금 더 조절 가능한 상태가 되도록 연습한다. 연습은 심장에서 가장 먼 곳부터 시작하는 것이 좋다. 예를 들어, 발을 자각하는 것부터 시작해 서서히 내부로 주의를 옮기는 것이다. 그러니까 좀 더 쉽게 자기 자신을 단련할 수 있도록 하는 편이 좋다. 조절 능력이 자리를 잡기 시작하면 숨이 자연스럽게 돌아온다. 그리고 다른 특별한 노력 없이도 불안감이 줄어든다. 이렇게 안정된 상태가 되면 비로소 목표로 하는 숨 연습 단계로 넘어갈 수 있다.

숨과 트라우마

감정에 압도당하는 성향은 트라우마 탓일 가능성이 높다. 트라우마란 사전적으로는 정신에 지속적인 영향을 미치는 강력한 감정적 충격이나 외상을 일컫는 말이지만, 여기서는 좀 더 넓게, 우리의 생존과 건강한 생활에 위협이 되는 경험을 총칭한다. 이런 경험은 우리의 신경계에 저장되고, 만약 자연적인 회복 과정이 방해받게 되면, 그 상황을 견뎌내기 위해 대응기제가 작동한다. 그럼에도 트라우마가 그대로 남아 있으면, 대응기제들은 어떤 확고한 믿음이 생기게 하거나 행동의 변화를 일으켜 생각과 행동이 일정한 패턴으로 굳어지게 만든다. 돌처럼 굳어진 패턴은 신체와 신경계, 그리고 숨을 조절하지 않고는 고치기 힘들다.

숨 연습은 대단히 강력하다. 신경계로 들어가는 입구가 될 수 있기 때문이다. 숨 연습은 신경계의 자연적인 리듬을 회복하는 데 커다란 영향을 미치는 잠재력을 지니고 있다. 신경계가 제대로 회복되면 트라우마 반응의 악순환에서 벗어날 수 있으며, 트라우마의 근원도 치유할 수 있다. 사실 트라우마를 앓고 있는 사람들은 신경계가 허약하다. 그들의 신경계는 새로운 경험을 처리할 만한 수용력이 부족하다. 그래서 이들에겐 더 세심한 숨 연습법이 필요하다.

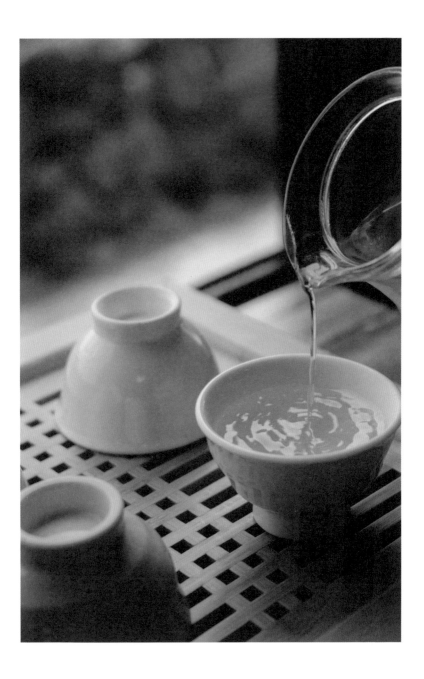

create.
어떻게 '살아 숨 쉬는 삶'을 살 것인가

업무가 바쁘거나, 집안일이 많거나, 자기를 돌보고 자신만을 위한 시간을 내는 것이 어색한 사람이라면 숨 연습을 시작하는 데 부담을 느낄 수 있다. 여기에서는 좋은 숨을 연습하는 습관을 들이고 그것을 지속하는 데 도움을 줄 비결을 소개하도록 하겠다.

목적이 모든 것이다

목적이 있으면 방향이 설정되고, 그 방향이 곧 숨 연습의 기준이 된다. 애초의 목적과 숨 연습을 지속적으로 연결해주지 않으면 미처 습관을 들이기도 전에 길을 잃거나 포기하기 십상이다. 목적은 우리의 여정을 뒷받침할 추진력과 관련된 것이기에 목표와는 다르다. 목적은 북극성과 같아 언제든 길잡이가 되어줄 것이다.

목적을 설정하면 숨 연습의 분위기를 알맞게 조성할 수 있고, 연습의 이유를 잃어버리지 않을 수 있다. 목적은 어떤 어려움이 닥치더라도 빛을 발한다. 생활이 조금 편안해지고 풍족해지거나 문제가 조금 개선되는 기미가 보이면 연습에 시들해지기 마련이다. 그럴 때에도 목적은 연습의 원료가 되어준다.

얼마나 오래 숨을 공부했는지와 상관없이, 나는 나를 찾아오는 모든 이에게 늘 숨 연습의 목적을 확실히 정하라고 이야기한다. 목적을 설정하는 방법은 아주 간단하다. 한 손을 가슴에 얹고, 코로 깊은숨을 들이쉬고 내쉬며 가장 먼저 떠오르는 생각을 믿는 것이다. 목적을 설정할 때는 긍정적이고 분명한 태도로 자기 자신의 내적 평화와 정신적인 성장과 성숙에 집중한다. 재산이나 출세처럼, 눈에 보이는 가치를 보다 더 분명하게 하는 목적 설정법도 흔하지만, 숨 연습을 위해서 목적을 설정하는 것이라면, 자신 안에 있는 욕망에 집중하는 편이 더 바람직하다. 예를 들면 이런 식이다.

나는 내 몸에 집중하고 싶어.

나는 나 자신을 온전히 받아들이고 싶어.

나는 이 연습에 집중하고 싶어.

나는 좀 더 유연해지고 싶어.

나는 내 숨을 따라가보고 싶어.

나는 마음을 열고 싶어.

나는 나 자신을 위해 더 강해지고 싶어.

나는 내 소명이 무엇인지 알고 싶어.

나는 나 자신을 치유하고 싶어.

목적을 찾았다면 연습을 시작하기 전에 속으로 조용히, 혹은 소리 내서 그 목적을 말해본다. 목적은 자기 자신과 숨 연습이 항상 연결되어 있을 수 있도록 해주는 훌륭한 조력자이자 안내자가 되어줄 것이다.

자기 자신을 우선으로

불안이나 스트레스 말고도, 숨 쉬기 연습을 힘들게 하는 요인이 있다. 어떻게 하면 나 자신을 우선순위에 둘 수 있는지 모른다는 것이다. 이는 생각보다 많은 사람이 곤혹스러워하는 문제이다.

독자 여러분이 이 책을 읽을 때쯤, 나는 한 아이의 엄마가 되어 있을 것이다. 아마 이전과는 상당히 다른 삶을 살고 있을 것이다. 엄마가 되는 일은 나를 새롭게 성장하게 하고, 경험하는 세상을 넓혀주겠지만, 지난 16년 동안 나 자신을 돌보고 나를 타인보다 우선순위에 두었던 생활을 이어가는 데는 도전이기도 할 것이다. 감사하게도 내게는 수년 동안 나의 생활을 지지해주었던 부모님이 계시다. 그리고 나는 부모님의 용감함과 정직함, 때로는 연약함을 지켜보며, 나 자신을 잃지 않고도 가족을 돌보는 훌륭한 방법을 배울 수 있었다.

아이를 원하든 그렇지 않든, 아이가 있든 없든, 우리가 주의를 기울여야 하는 사람이나 과제는 늘 존재하기 마련이다. 사람들은 대부분 자기 자신보다 다른 사람의 욕구를 더 생각하도록 사회화되어왔다. 그 결과 우리는 자신을 대수롭지 않게 생각하고, 자신의 감정이나 욕구를 소리 내 말하지 않으며, 자신을 바꿔서라도 다른 사람의 기분을 좋게 하는 방법을 터득하게 되었다.

좋은 숨 쉬기를 연습하고, 그 숨 쉬기를 생활 습관으로 만드는 일이 훌륭한 이유는, 연습에서 오는 직접적인 장점도 장점이지만, 나 자신의 욕구가 그 무엇보다 중요하다는 것을 느끼고, 그 소중한 사실을 온전히 긍정하는 시작을 찾을 수 있기 때문이다.

연습의 목적과 가장 효과적인 자세

숨 연습을 할 때는 다음 세 가지 자세가 기본이다. 앉은 자세, 선 자세, 누운 자세. 여기서는 어떤 자세가 어떤 숨 쉬기에 좋은지 알아보도록 하겠다.

* 앉은 자세

앉은 자세는 명상에서도 가장 흔하며 숨 연습에도 효과적이다. 앉아서 하는 연습은 보통 바닥에 가부좌를 튼 채 진행되지만, 나는 숨 연습을 할 때 의자에 앉아 바닥에 발을 단단히 고정하는 자세가 가장 좋다고 생각한다. 이 자세는 엉덩이가 불편하다거나, 바닥에 앉는 것이 힘들다거나, 삶의 뿌리가 단단하지 않다고 느끼는 사람들에게 특히 더 효과적이다. 이들 중 하나 이상에 해당한다면 의자에 앉아 연습을 시작하길 바란다. 명상이나 요가를 오래 해서 바닥이나 명상 의자, 요가 매트나 블록 위에 앉는 것을 더 선호하는 사람들은 편한 대로 해도 좋다.

의자에 앉을 때 : 좌석과 등받이가 튼튼한 의자에 앉는다. 지지할 것이 더 필요하다면 허리 쪽에 쿠션을 받쳐 척추가 바로 서도록 한다. 머리

가 앞쪽으로 쏠리지 않게 주의하고, 앞으로 쏠린다면 뒤쪽으로 당겨 어깨선과 맞춘다. 이렇게 하면 척추에 부담이 덜해져 좀 더 수월하게 바른 자세를 취할 수 있다. 발은 골반 넓이로 벌려 고정한다. 팔은 허벅지 위로 편안하게 떨어트리고, 손이 차갑다면 손바닥을 아래로, 따뜻하다면 위로 향하게 둔다. 손바닥을 위로 향한 채로 한 손을 다른 손 위에 포개어 두 허벅지 사이에 자연스레 내려놓는 방법도 있다.

바닥에 앉을 때 : 바닥이나 매트 위에 가부좌를 틀고 앉는다. 역시 머리가 앞쪽으로 쏠리지 않게 주의하고, 앞으로 쏠린다면 뒤쪽으로 당겨와 어깨선과 맞춘다. 양손은 무릎 위에 편안하게 두고, 역시 손이 차갑다면 손바닥을 아래로, 따뜻하다면 위로 향하게 둔다. 양 손바닥을 위로 두고 서로 포개어 몸의 중심 부분에 가볍게 내려놓는 것도 좋은 방법이다. 의자나 요가 블록 위에 앉아도 된다. 바닥에 무릎을 꿇고 앉아 엉덩이 밑에 블록을 둔다. 그런 다음 똑바로 앉아 척추를 바로 세운다.

* 선 자세

숨 연습에서 흔히 가르치는 자세는 아니지만, 선 자세는 땅과 접촉하는 활동인 그라운딩(grounding)이나 강렬한 에너지를 사용하는 것처럼 특정한 연습을 할 때 중요한 자세이다. 선 자세 자체는 아주 단순하며, 신발과 양말을 벗어 바닥이나 땅과 연결되는 느낌을 받으면 더욱 좋다.

발을 골반 너비로 벌리고 바르게 선다. 머리가 앞쪽으로 쏠리지 않게 주의하고, 앞으로 쏠린다면 뒤쪽으로 당겨 어깨선과 맞춘다. 팔은 자연스럽게 다리 옆으로 둔 채 손바닥을 앞쪽으로 살짝 돌린다.

* 누운 자세

누운 자세는 회복을 위한 숨 연습에 좋다. 슬픔이나 후회를 누그러뜨리고, 직관에 다가가며, 수면에 도움을 주는 데에도 효과적이다. 누운 자세는 크게 목과 허리를 지지하거나 지지하지 않는 방법 두 가지로 나뉜다.

바닥에 매트나 담요를 깔고 편안하게 누우면 된다. 팔은 몸통 양옆에 편안하게 두어도 되고, 한 손은 배에, 한 손은 심장에 둔 자세도 좋다. 만약 지지할 물건이 필요하다면 무릎 밑이나 목 아래에 부드러운 베개나 둥글게 만 담요를 두어 허리와 목의 부담을 줄여준다.

집에서 연습하기

집에서 30분만 연습해도 90분짜리 수업을 듣는 것과 효과가 같다고 얘기하던 요가 선생님이 계셨다. 나는 이 말을 여전히 기억하고 있는데, 연습을 할수록 정말 맞는 말이라는 것을 실감하게 되기 때문이다. 집에서 숨 쉬기를 연습하는 건 자신을 돌보고 성장시키는 데 너무나도 좋은 방법이다. 쉽지는 않다. 하지만 인내심을 갖고 꾸준하게 실천해보도록 하자. 그럴 만한 가치가 충분하다.

집에서 숨 쉬기를 연습하는 일은 공간을 만드는 일에서부터 시작된다. 별도의 공간을 연습실로 꾸밀 수도 있겠지만, 방 한쪽에 자리를 마련하는 것만으로도 충분하다. 실제로 내가 가르치는 사람들 중 많은 이들은 침실에서 연습을 한다. 침대 끄트머리에 앉아서 하기도 하고, 침대 위에 눕기도 하고, 화장대 앞의 의자에 앉거나, 바닥에 가부좌를 틀고 연습하기도 한다. 장소를 정해서 연습하는 데에는 이유가 있다. 시간이 지나면서 그 공간에 특정한 분위기가 깃들기 때문이다. 그곳에서 연습을 시작하는 순간, 우리의 몸이 보다 쉽게 그 기운과 연결되는 것이다. 이는 연습이라는 하나의 '리추얼(ritual, 의식)'을 만드는 것으로, 숨 연습에 눈에 보이지 않는 어떤 힘을 불어넣는 아주 중요한 요소라 하겠다.

연습하기 좋은 공간이 어디인지, 집 안을 둘러보도록 하자. 잘 모르겠다면, 적당하다고 생각되는 곳을 정해 일주일만 꾸준하게 연습해보자. 크게 고민하지 않아도 된다. 중요한 건 어딘가를 골라 연습을 '시작'하는 것이다. 장소는 이후에 얼마든지 바꿔도 된다.

장소를 정했다면, 숨 연습에 정신적으로 도움이 될 만한 물건을 그곳에 두도록 하자. 예술 작품도 좋고, 돌도 좋고, 식물이나 사진도 좋다. 연습에 몰두하게 해주고, 여러분이 숨 연습을 하는 목적을 고양하는 것이라면 무엇이든 좋다.

마지막으로, 담요나 쿠션이나 일기장처럼 연습할 때 늘 필요한 것들이 있다면, 그 공간에 두도록 하자. 연습하기에 한결 좋은 분위기가 조성될 것이다. 중요한 점은 방 전체가 되었든 거실 한편이 되었든 연습할 만한 공간을 의식적으로 마련하는 것이다. 나의 연습 공간에는 청동으로 만든 싱잉볼(singing bowl)이 있다. 싱잉볼의 은은한 울림으로 연습을 시작하면 확실히 더 수월하게 집중이 되곤 한다.

원래 그래야 하는 것은 없으니까

목적을 설정하고 연습 공간을 만드는 것이 중요하긴 하지만, 이 모든 것을 한순간에 놓아버릴 줄도 알아야 한다. 연습하는 중에 강아지가 짖고, 갑자기 택배가 도착하기도 할 것이다. 아이가 말을 걸어오기도 할 테고, 다급한 전화가 울릴 수도 있다. 물론 휴가를 내고 조용한 바닷가나 숲에서 연습한다면 더할 나위 없이 좋겠지만, 그럴 수 있는 시간이 여의치 않은 게 우리들의 일상이다.

어떤 날은 기껏 마련해놓은 연습 공간까지 가기도 귀찮아서 아침에 일어난 그대로 침대 위에서 연습하면 되지 않을까 게으름을 피우기도 한다. 아니면 기껏 연습 공간에 가 앉았는데, 갑자기 배가 너무 고파 간식이나 먹어야지, 하고 마음을 바꿀 때도 있기 마련이다.

이처럼 집이란 공간은 숱한 유혹이 존재하는 곳일 수밖에 없다. 그래서 집에서 연습을 하기로 작정했을 때는, 어떤 일이 벌어지든 자기 자신을 비난하지 않는 것이 중요하다. SNS와 인터넷에 유독 건강하고 아름다운 사람들의 모습이 넘쳐나는 지금이니, 특히 더 힘들 수도 있다. 이들에 비해 나의 모습은 엉망이고 연습은 너무 초라해서 무언가 잘못하고 있는 것 같다는 생각이 들기도 할 것이다.

어떤 모습이든, 연습이 어떻든 다 괜찮다. 우리가 우리 자신에게 줄 수 있는 가장 큰 선물은 비난과 부끄러움을 내려놓고 매일 할 수 있는 연습을 묵묵히 하는 것이다.

스스로를 비난하며 부끄러움이 가득한 삶을 살았던 사람으로서, 나는 자신 있게 말할 수 있다. 좀 더 유연하게 대처하는 것, 그것이 곧 자유라고 힘주어 말하고 싶다. 까만색 선을 아무렇지도 않게 넘나들며 색칠하는 어린아이들처럼, 유연하고 자유롭게 생활하는 것은 숨 연습뿐 아니라 삶의 다른 영역에서도 현명한 방법이라고, 그러면 마음이 한결 가벼워진다고 말이다.

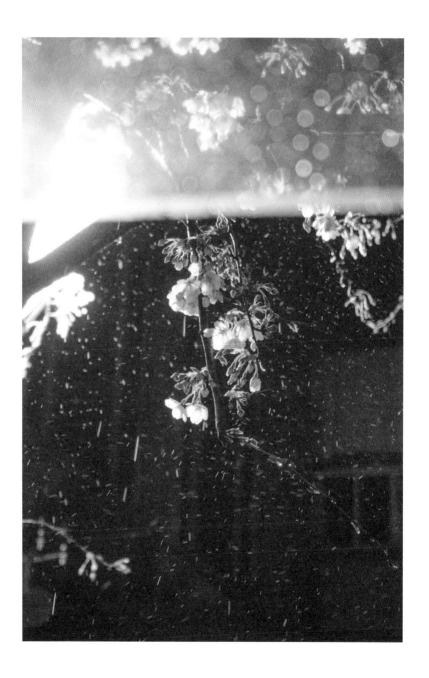

침묵이 꼭 필요할까?

소음도 익숙하게 받아들여야 할 생활의 일부다. 아주 오래전 조용한 곳에서 묵언 명상을 한 적이 있다. 그런데 사흘째 되던 날, 옆 사람의 숨소리가 너무 컸던 나머지 몸을 벗어 두고 빠져나오고 싶다는 생각을 하기에 이르렀다. 옆 사람이 내 명상을 망치고 있다는 조바심에, 말 그대로 미칠 것 같았다. 지금은 웃으며 말하지만, 그 당시에는 상상 이상으로 짜증이 치솟았다.

그러나 그날의 경험은, 외부의 소음이야말로 우리를 자신의 숨과 신체로 되돌려 좀 더 단단히 뿌리 내릴 수 있게 하는 초대장과 같다는 사실을 깨닫게 해주었다. 숨 연습의 미학은 우리가 숨이라는 백색 소음기를 지니고 있고, 필요하다면 연습 중에 언제든 음량을 조절할 수 있다는 것이다. 외부 소음에 민감한 편이라면, 연습에 집중하며 정신이 몸 안에 머물러 있도록, 약간 더 크게 숨을 쉬는 것이 좋다.

언제나 어디에서나

숨 연습의 장점 중 하나는 언제 어디서나 할 수 있다는 것이다. 숨 연습에는 특별한 옷이나 준비물이 필요하지 않다. 우리는 이미 숨 연습에 필요한 모든 것을 갖추고 있다. 언제 어디서든 시작할 수 있다.

일 때문에 스트레스를 받거나, 어려운 자리에 가야 해서 불안하거나, 많은 사람 앞에 서기 전 긴장될 때; 다섯 번 숨 쉬기 그라운딩 연습을 한다.

잠시 집중한다. 골반 너비로 발을 벌려 땅을 딛고, 코로 숨을 들이쉬고 입으로 내쉬는 긴 호흡을 다섯 번 반복한다. 그다음 기분이나 심리 상태가 어떻게 변하는지 살펴본다.

감정적으로나 정신적으로 너무 지쳐 잠깐 휴식이 필요할 때; 다섯 번 숨 쉬기 리셋 연습을 한다.

잠시 집중한다. 불편하지 않을 때까지 코로 숨을 최대한 깊게 들이쉰 다음, 할 수 있는 만큼 오래 입으로 숨을 내뱉는다. 다섯 번 반복한 다음, 그 전과 차이를 느껴본다.

정신이 산만해서 현재에 집중할 수 없을 때; 다섯 번 숨 쉬기 재정비 연습을 한다.

잠시 집중한다. 1부터 5까지 세며 코로 숨을 깊게 들이쉰다. 그리고 5부터 1까지 거꾸로 세며 코로 숨을 내뱉는다. 다섯 번 반복한 다음 자신의 상태를 점검해본다.

자연이라는 거대한 조력자

기회가 된다면 자연 속에서 숨 연습을 해보자. 자연, 대지와 연결될 수 있는 경이로운 방법인 동시에 신경계를 조금 더 수월하게 조절할 수 있고, 숨 연습의 깊이를 더할 수 있을 것이다. 나 역시 가장 깊은 숨을 경험했던 곳은 숲이나 해변 같은 야외였다. 숨을 통해 자연의 리듬과 순환에 동화되는 체험은 우리의 몸과 마음을 놀라울 정도로 북돋아주며 건강을 회복시켜준다.

몸을 바로 세울 수 있도록 나무에 등을 기대거나, 흙, 풀밭, 또는 백사장 위에 똑바로 누워 숨을 쉬어보도록 하자. 천천히, 깊이, 그것만으로도 충분하다.

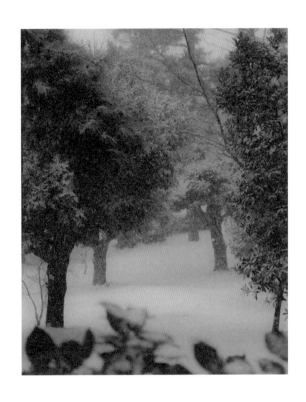

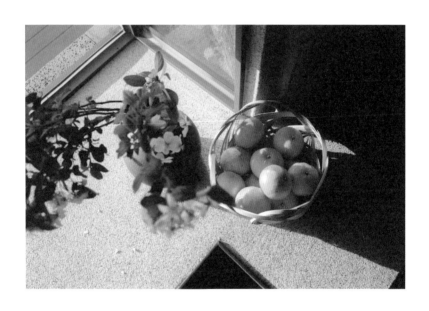

기록하기

연습일지 쓰기는 숨 연습의 과정을 살펴보고, 자신이 찾고 있는 것이 무엇인지 상기하며, 목적을 이루기 위해 어디까지 왔는지 알아볼 수 있는 좋은 방법이다.

기록이라는 행위는 뇌와 신체를 동기화한다. 몇 문장이라도 일지를 쓰면서 숨 연습을 하면, 너욱 풍부한 숨 쉬기 경험을 쌓을 수 있다. 일지는 간단하게 적어도 괜찮다. 집에서 숨 연습을 한 뒤에 어떤 경험을 했는지, 어떤 일이 있었는지, 새롭게 배우거나 느낀 점은 무엇인지 적어도 좋고, 갑자기 떠오른 창의적인 생각이나 영감, 연구해보고 싶은 새로운 일에 대해 적어도 좋다.

가끔은 연습하는 동안 너무 많은 생각이 떠올라 잠시 멈추고 기록하고 싶을 때도 있을 것이다. 그럴 때는 숨의 흐름을 그대로 따라가는 편이 더 좋다. 기억에 남을 생각은 굳이 적지 않아도 결국 기억할 수 있을 것이라 믿으면서 숨의 흐름을 따르도록 하자.

휴대할 수 있는 일지라면, 늘 가지고 다니는 것도 좋다. 이 책에 소개한 연습 중 일부는 장소에 구애받지 않는다. 일지를 가지고 다닌다면 자신에게 맞는 장소와 연습이 어떤 것인지 더 쉽게 알 수 있을 것이다.

꾸준하게

숨 쉬는 모양새가 삶의 모양새와 닮아 있는 것처럼, 연습도 삶을 닮는다. 습관을 들이고 싶다면, 꾸준히 해야 한다.

명상을 하는 사람들에게 '20분 명상'은 여러 가지 이유로 아주 유명한데, 그 이유 중 하나는 평소와 다른 뇌파 상태를 만들어주기 때문이다. 그러나 명상에 효과적인 20분이라는 시간이, 숨 연습에는 잘 맞지 않는다. 숨은 명상보다는 활동적이고 신체적인 부분에 집중되어 있기 때문이다.

처음 명상을 배울 때, 나는 5분으로 시작했다. 숨 연습을 시작할 때는 7분이었다. 이 책에 나온 각각의 연습법 첫 부분에는 내가 설정해놓은 시간이 적혀 있다. 시간이 짧은 연습도, 긴 연습도 있다. 숨 연습을 처음 접한다면 이 시간을 이정표 삼아 필요한 만큼 조절하면 된다.

강조하고 싶은 건 무조건 오래 하는 것이 아니라 꾸준하게 하는 것이 중요하다는 사실이다. 우리의 신경계가 학습하는 방식은 '반복'에 기반을 두고 있기 때문이다. 반복이 곧 배움이다.

많은 사람이 이렇게 말한다. "숨 연습을 해봤는데 아무것도 달라지지 않았어요." "명상을 해봐도 아무 효과가 없네요." 이런 사람들에게 조금 더 질문해보면, 보통 하루 이틀 시도해본 뒤 원하는 결과를 얻지 못했다며 그만둔 경우가 많다. 피아노를 배운다고 가정해보자. 악보를 읽고 아름다운 연주를 하기까지는 시간과 노력이 필요할 것이다. 마찬가지다. 어떤 과제든 작은 성과를 맛보기 위해서는 시간이 필요하다.

평소 자기 자신의 숨이나 몸에 주의를 기울이지 않는 사람이 대다수다. 그러니 숨 연습을 처음 시작하면 누구나 어색할 수밖에 없다. 처음에는 다른 방해 없이 자신과 있다는 것 자체, 그저 자기 자신과 숨, 그리고 지금까지 함께해온 우리의 몸만 존재하는 상태에 들어가는 것이 어려울 수 있다. 즉 우리의 숨, 궁극적으로 우리의 생명력, 영혼과 긴밀한 관계를 맺고 싶다면, 이 연습을 '긴 여정'으로 여겨야 한다. 긴 여정이라는 말이 너무 벅차게 느껴질 수도 있겠지만, 이것이 진실이다. 숨을 탐구하는 것은 평생 이어가야 하는 어떤 여정의 출발점에 불과할 수도 있다. 주의 깊게 숨을 들이쉬고 내쉬는 일은 자신의 몸 안에 사는 법을 배우는 시작이다. 실존과 풍요라는, 궁극의 삶의 방법을 배우는 여정의 출발인 것이다.

자기 자신의 연습 만들기

본격적으로 연습을 시작하기 전에, 숨 연습을 왜 하고 싶은지 반드시 생각해보도록 하자. 숨 쉬는 법을 배워야겠다는 결심으로 자신을 이끈 것은 무엇인가? 숨 연습을 흥미롭다고 생각하는 이유는 무엇인가? 이런 질문들에 명확하게 대답할 수 있다면, 비록 완벽하지 않더라도 흥미와 노력, 애정을 가지고 매일매일 조금 더 수월하게 연습에 집중할 수 있다.

연습의 태도와 양상은 각자의 상황에 따라 다르다. 어떤 사람은 매일 정해놓은 시간 동안 아이를 파트너에게 맡기고 연습을 한다. 누군가는 달력에 날짜를 적어놓고 알람을 맞춰 연습한다. 또 누군가는 집이 아닌 사무실에서 일하기 전과 후에 짬을 내어 연습하기도 한다.

바로 지금, 현재의 일상에 숨 연습을 더하면 어떤 모습일지, 연습 시간은 언제가 가장 알맞을지 생각해보도록 하자. 그리고 가장 적절한 답을 찾을 때까지 다양하게 시도해보자.

나는 기본적으로 매일 연습하기를 권하지만, 각자가 처한 상황에 따라 유연하게 조절하면 된다. 숨 연습이 마치 업무처럼 또 다른 의무가 되지 않도록 하는 것이 중요한다. 자기 자신의 생명력, 감정, 신체를 느낄 수 있는 기분 좋은 시간이 되도록 한다.

처음에는 늘 같은 시간대에 연습하는 것이 좋다. 이는 반복을 통해 배우는 우리의 신경계를 자극한다. 또 우리 몸이 연습 시간을 알게 해주기도 한다. 그렇게 시간을 들여 열심히 연습하다 보면, 우리의 몸과 마음은, 생활을 향상하고 중심을 세울 수 있는 시간으로서 숨 연습을 기다리게 될 것이다.

시간을 정해 연습하기 곤란한 경우에는, 매일 가능한 시간에 연습하면 된다. 그렇게 해도 연습에서 얻을 수 있는 이익은 온전하게 얻을 수 있다. 그러나 역시 매일이어야 한다. 마치 매일 물을 마시듯 매일 연습하는 것이 중요하다.

지금까지 단 한 번도 명상 같은 것을 해본 적이 없다면, 다음 장에 소개될 연습 중에 마음에 와닿는 연습부터 시작하기를 권한다. 초보자들은 연습 하나를 2주 정도 반복하면 효과적이다. 2주가 끝나갈 때쯤 자신의 상태를 살펴본 다음, 다시 2주 동안 처음 선택한 연습을 계속해도 좋고, 다른 연습으로 넘어가도 좋다.

마무리하기

다음부터 설명할 거의 모든 연습의 마지막에는 숨 연습을 마무리하는 방법을 따로 적어두었다. 마무리하는 시간을 가지면 그날 얻은 것을 내 것으로 만드는 데 큰 도움이 된다. 숨 쉬기를 통해 깨어난 의식을 느끼며 조금 더 쉽게 그 다음의 활동으로 넘어갈 수 있게 해줄 것이다.

마무리는 복잡하지 않은 편이 좋다. 연습이 끝났음을 알리는 내적인 인지나 간단한 발성이면 충분하다. 마무리를 조금 더 심화하고 싶다면, 연습의 목적을 다시 한번 묵묵히, 혹은 소리 내어 말하면서 견고하게 다지도록 하자.

짧은 연습을 할 때는 마무리를 길게 하지 않아도 된다. 다음부터 이어질 일부 연습에 마무리와 관련된 설명이 없는 것도 그 때문이다. 짧은 연습에 맞는 자신만의 마무리를 찾아보는 것도 좋겠다. 연습이 끝났다는 인지만으로도 충분하다.

PART 4

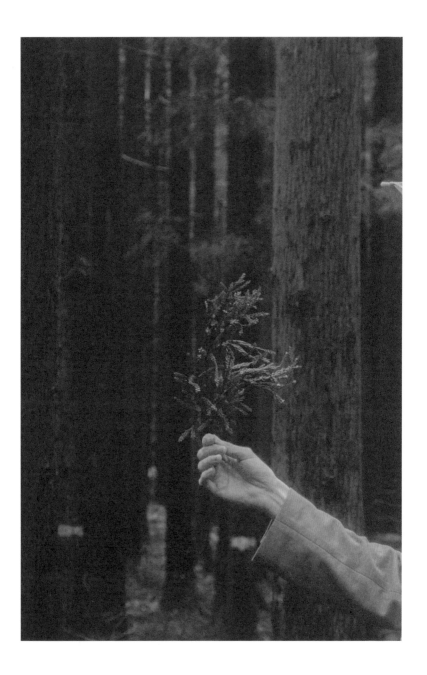

practice.

지친 몸과 마음을 보살피는 25가지 작은 연습들

지금부터 언제 어디서나 쉽게 실천할 수 있는 숨 연습법 25가지를 소개하려고 한다. 수면의 질을 높여주고, 불안을 완화하고, 타인과 나 사이에 경계를 세우는 등 일상생활의 여러 부분과 연결되어 있는 연습들이다. 특히 몸과 마음을 회복하는 데 커다란 도움을 줄 것이다. 각각의 제목 밑에 해당 연습의 장점을 설명하고, 구체적인 실행 방법과 다른 연습과의 미묘한 차이를 덧붙였다.

눈을 뜨고 연습해도 좋고 눈을 감아도 좋다. 다만 눈을 감으면 주변 환경으로부터 발생하는 시각적 방해를 차단할 수 있으며 더 쉽게 우리 안으로 주의를 끌어올 수 있다. 마음을 고요하게 해주고, 숨, 신체, 머릿속에 떠오르는 어떤 풍경과 생각들을 더욱 섬세하게 조율해주기도 한다. 연습에 활기를 더하고 싶거나, 자신 안으로 완전히 들어갈 준비가 미처 되지 않았다면 눈을 뜨고 연습해도 좋다. 숨 연습을 막 시작했거나 자신의 몸을 편안하게 느끼지 못할 때는 오히려 눈을 뜨고 진행하는 것이 더 바람직하다. 자신의 현재 상태는 어떤지, 지금 자신에게 필요한 것이 무엇인지 인식하고 그에 맞게 선택하길 바란다. 그러면 숨 연습의 효과도 더욱 높아진다.

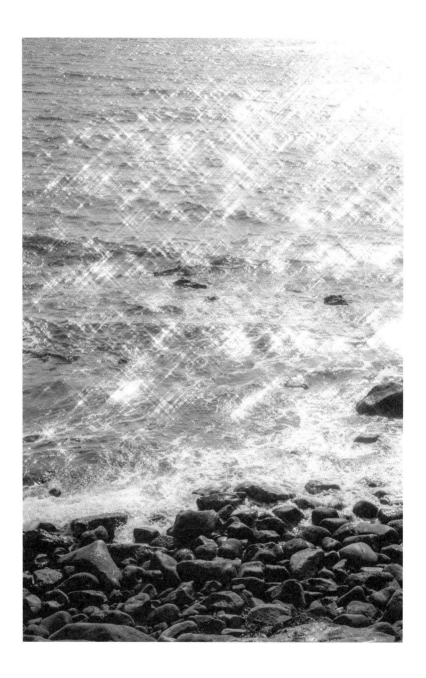

분노(Anger)

분노는 자연스런 감정이지만 좀처럼 익숙해지지 않는 감정이기도 하다. 사람은 누구나 분노를 느끼지만, 사실 분노를 표출할 수 있는 곳은 많지 않다. 따라서 분노를 제대로 표현하는 것은 물론이고, 내 분노의 정도가 알맞은 것인지도 모를 때가 허다하다.

분노는 보통 억눌리거나 우리 몸 안에 가둬진다. "나는 좀처럼 화를 내지 않아요"라고 말하는 학생들을 나는 셀 수 없이 많이 보았다. 그러나 몇 학기를 함께하고 나면, 곧 이들은 자신이 사실 화가 났지만 그 감정을 느끼기 두려워 외면했다는 것을 깨닫게 된다. 분노를 부정적인 감정으로 치부하며, 어떤 대가를 치르더라도 피해야만 한다고 여기기 때문이다. 실제로 우리 문화는 어떤 이유로든 분노를 표출하면 공격적이고, 적대적이고, 불안정한 사람으로 낙인찍는 경향이 있다.

심리학자들은 대부분 분노가 2차적인 감정이라는 사실에 동의한다. 즉 분노는 두려움이나 슬픔 같은 1차적인 감정을 연료로 삼는다는 것이다. 두려움과 슬픔은 살면서 가장 마주치기 싫은 감정 중 하나이다. 자신의 취약함과 불확실하고 못마땅한 현실을 맞닥뜨려야 하기 때문이다. 바로 그 취약함을 드러내고 싶지 않고, 느끼고 싶지 않기에 분노가 사용되는 것이다. 분노는 마치 우리가 현실을 좌지우지할 수 있는 것처럼, 그러니까 우리가 우리의 삶에 있어 실제보다 더 큰 힘을 쥐고 있다고 착각하게끔 만든다.

숨 막힐 듯 답답한 출퇴근길이나, 공정하지 못한 대우를 견뎌야 하는 직장에서, 심지어 사랑하는 사람이 무심코 던진 말 한 마디에도 우리는 분노한다. 가벼운 짜증부터 극심한 좌절감과 맹렬한 노여움까지, 그 이유만큼이나 양상도 다양하다. 분노는 분명 흔한 감정이지만 몸의 에너지를 죄다 태워버릴 만큼 강렬하고 뜨겁다. 그러니 그 힘겨운 감정을 잠재우고 성난 불길이 우리에게 무엇을 말하려고 하는지 찬찬히 들여다볼 도구를 갖추는 것이 중요하겠다.

분노를 가라앉히는 숨 연습은 진정에 도움을 주어 예민해진 신경계를 조절할 수 있게 해준다. 그리고 투쟁-도피 반응이 활성화된 상태에서 침착하고 평화로운 상태에 이를 수 있도록 해준다. 분노를 느끼면 사람들의 숨은 대체로 깊숙한 곳에까지 이르지 못하고 가슴에서 짧고 얕게 이어진다. 이런 생리적 반응은 교감 신경계가 활성화되었다는 것을 의미한다. 분노를 가라앉히는 방법 중 '10에서 1까지 거꾸로 세기'를 들어본 적이 있을 것이다. 실제로 이 방법은 효과가 있는데, 호흡의 상태를 바꾸는 것은 우리의 몸과 마음의 상태를 함께 바꾸고 다른 경험으로 빠르게 넘어가도록 해주기 때문이다. 이런 숨 연습으로 분노가 완화되면, 분노에 가려진 근본적인 감정들을 직시하게 되고, 더 넓게 생각하고 신중하게 행동할 수 있다. 또한 분노를 가라앉히는 숨 연습은 통제할 수 없는 것에 에너지를 낭비하기보다 통제가 가능한 것에 집중하게 해주는 장점이 있다.

분노를 가라앉히는 숨 연습

선 자세, 3분

발을 골반 너비로 벌리고 바르게 선다.

연습의 목적을 설정한다.

코로 숨을 깊게 들이쉰다.

입으로 숨을 짧게 내뱉는다.

이 호흡을 3번 반복한다.

한 손을 배 위에 둔다.

그리고 코를 통해 숨을 깊게 들이쉰다.

코로 숨을 천천히 길게 내뱉는다.

호흡을 이어가는 동안 배 위의 손에 집중하며 배가 자연스럽게 오르내리는 것을 느껴본다.

이 과정을 2분 동안 반복한다.

연습을 마무리한다.

변화가 있는지 생각해본다.

변화를 기록한다.

분노를 가라앉히는 숨 연습은 활성화된 신경계를 안정시키고, 몸과 마음을 편안한 상태로 이끈다. 급격하게 치미는 분노에서 빠져나올 수 있게 해주며, 과거의 상처를 치유하는 데에도 도움이 된다. 배 위에 한 손을 올리고 숨 쉬기를 진행하면 어디로 숨을 쉬어야 하는지를 더 쉽게 알 수 있다. 연습을 계속하다 보면, 분노를 조절할 때 배 위에 손이 올라온다는 사실을 우리의 몸이 기억해, 호흡 패턴을 바꾸는 일이 더 수월해질 것이다.

오늘날 사회에서 분노는 오명을 쓰고 있다. '분노'는 나약하고 부정적인 감정이며, '분노하는 것'은 우리가 무언가 잘못하고 있고, 건강하지 않은 것이라고 느끼게 만든다. 그러나 분노는 적이 아니다. 지금 우리의 상황이 무언가 잘못되었다는 경고 신호다. 나는 분노야말로 인생의 스승이 될 수 있는 소중한 감정이라 생각한다. 그 사나운 불길만 걷어내면, 우리가 그동안 외면했던 마음의 밑바닥에 웅크리고 있는 자신과 마주할 수 있기 때문이다. 또한 분노는 우리의 가치를 깎아내리는 불평등에 당당하게 저항할 수 있는 힘이다.

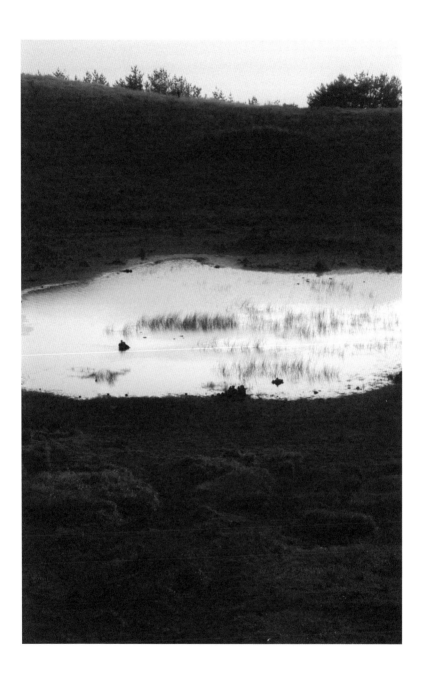

경계(Boundaries)

우리가 꼭 익혀야 할 건강한 습관 중 하나는 분명하고 견고한 자신만의 경계를 세우는 것이다. 이런 경계는 이기적인 것이 절대 아니다. 적극적이고 근본적인 자기관리의 한 형태이다. 자기 자신의 기분과 타인의 기분을 분리하는 데 어려움을 겪거나, 또한 타인의 감정에 쉽게 물들거나, 다른 사람의 에너지에 사로잡혀 중압감을 느낀다면, 거절이 힘들고 스스로를 아주 예민한 사람이라 여긴다면, 공감 능력이 뛰어나고 심지어 순종적인 사람이 아닐까 하는 생각이 들 때가 있다면, 경계를 세우는 숨 연습을 추천한다. 자기관리에 아주 유용한 도구가 되어 줄 것이다.

어렸을 때 나는 뛰어난 공감 능력을 자랑스럽게 생각했다. 상대의 생각과 감정을 살피는 섬세함은 재능이었다. 하지만 다른 한편으로는 공감 능력이란 '트라우마가 있다는 것'을 의미하기도 한다. 다른 사람의 기분에 필요 이상으로 책임감을 느끼거나, 거절하기를 힘들어하거나, 주변을 행복하게 하기 위해 자기 자신을 끊임없이 바꾸는 피곤으로 이어질 수 있기 때문이다. 나와 함께했던 학생 중에는 다른 사람의 생각과 감정을 넘어 심지어 신체적 증상까지 떠안는 경우도 있었다. 에너지의 중심이 지나치게 개방되어 있고, 타인과 나 사이의 경계가 낮거나 아예 없는 이런 성향의 사람에겐 다른 사람의 에너지가 쉽게 흘러들어간다. 섞여버린 두 에너지는 머릿속을 어지럽히고, 타인의 감정과 자신의 감정을 구별하기 힘들게 만든다. 이렇게 혼란스러운 상태에 이르면 자신에게 유리하거나 진정으로 원하는 것을 선택하기가 어려워진다.

우리는 인식하지도 못한 채 다른 사람의 에너지를 흡수해버리곤 한다. 오랫동안 습관처럼 지속해오기도 했고, 아주 미묘한 방식으로 일어날 때도 많다. 타인과 나 사이의 정신적 경계가 희미하면, 나의 몸을 이해하지 못하게 되고 내 몸이 무엇을 원하는지도 알 수 없게 된다.

경계를 세우는 숨 연습은 숨을 통해 나를 느끼게 해준다. 자기 자신의 시스템을 단단히 구축해서, 자신만의 길을 걸어갈 힘을 되찾아준다. 타인에 대한 과도한 책임감도 줄여주고, 거절을 생활의 한 부분으로 자연스럽게 받아들일 수 있도록 도와준다. 이 연습의 효과를 좌우하는 중요한 요소는 숨, 시각화, 발성의 조합이다.

경계를 세우는 숨 연습

앉은 자세, 10분

편안하게 앉는다.

1분 정도 코로 숨을 들이쉬고 내쉬며 호흡을 정리한다.

연습의 목적을 설정한다.

숨을 들이쉬며 자신을 감싸는 황금빛 구를 시각화한다.

구가 자리를 잡을 수 있도록 시각화를 유지하며 숨을 내뱉는다.

자신의 몸을 기준으로 구의 표면이 어디에 있는지 확인한다.

5센티미터 정도 떨어져 있는가? 아니면 1미터? 10미터?

빠르게 확인한 뒤 숨 쉬기로 돌아온다.

7분 동안 들숨과 날숨을 반복하며 구가 같은 거리를 유지하도록 한다.

1분 동안 구라는 시각적 지표를 풀어내고, 몸과 마음을 정돈한다.

정돈이 끝난 뒤, 경계와 관련해서 표현하고 싶은 말이 있는지 살펴 본다. 있다면, 소리 내어 말해본다.

연습을 마무리한다.

변화가 있는지 생각해본다.

변화를 기록한다.

연습하는 동안 몸을 기준으로 구의 표면이 어디에 있었는지 기록하자. 경계를 세우는 데 중요한 요소이다. 새로운 경계를 구축하고 싶다면, 처음에는 이 연습을 2주 동안 매일 하기를 추천한다. 첫 2주가 지나면 경계를 세우는 숨 쉬기를 일주일에 최소 3번 반복하자. 다른 사람의 감정에 쉽게 물드는 사람이라면, 이 연습을 수개월 동안 매일 반복해서 호흡이 몸에 자리를 잡도록 하는 것이 좋다.

연습할 때마다 구의 크기를 바꿔가며 변화를 살펴보자. 어떤 날은 가까이 끌어오기도 하고, 어떤 날은 멀리 확장하자. 그리고 변화를 일지에 기록하자. 이런 식으로 연습이 진행되다 보면 가장 편하게 느껴지는 구의 크기를 찾을 수 있을 것이다. 그다음부터는 편안한 크기를 유지하며 최소한 일주일 이상 연습을 계속한다.

경계를 세우는 숨 연습을 하다 보면 감정이 북받칠 수도 있고, 어린 시절이나 가족과 관련된 안 좋은 기억이 떠오를 수도 있다. 그 순간에는 불편하게 느낄 수도 있지만, 사실 이것은 아주 긍정적인 일이다. 숨 연습 중에 수면으로 떠오르는 일들은 모두, 살피고 치유하고 통합할 준비가 된 것들이기 때문이다.

경계를 세우는 법을 배우는 것은 내 삶에서 가장 어려운 동시에 가장 보람 있는 일이었다. 그리고 나는 지금도 경계 세우기를 배워가고 있다. 처음에 세웠던 내 경계는 아주 가혹하고 치열했다. 나 자신보다 다른 사람의 필요를 앞세우던 수십 년 동안의 습관을 깨야 했기 때문이다. 오늘날 나의 경계는 확고하면서도 유연해졌다. 모두 숨 연습 덕분이다. 이제 나는 마음 편하게 거절 의사를 전할 수 있고, 나의 상태에 맞게 나의 생활을 관리할 수 있게 되었다.

정화(Cleanse)

요가를 공부하면서 처음으로 배웠던 숨 연습은 카팔라바티(kapalabhati, 두개골을 정화하는 숨 쉬기), 쉽게 말해 뇌를 깨끗하게 해주는 숨 쉬기였다. 그 과정은 힘들었지만, 카팔라바티를 마친 뒤 기분은 정말 상쾌했다. 정화를 위한 숨 연습은 전통적인 선(禪) 호흡법을 변형해 고안한 것이다. 전통 호흡법만큼 힘들지는 않지만, 효과는 그대로일 수 있도록 설계했다.

우리 몸에 있는 독소는 대부분 날숨을 통해 빠져나간다. 그래서 정화를 위한 숨 연습은 이 날숨에 초점을 두고 있다. 숨이 깊이 다다를 수 있도록 복부에도 집중한다. 숨은 생명의 근본적인 작동 원리다. 숨은 우리의 몸과 마음을 깨끗하게 하고 생기를 더해준다. 정화를 위한 숨 연습은 어수선한 생각으로 혼탁해진 정신을 맑게 하는 데에도 효과적이다. 정화를 위한 숨 연습은 '만능'이라고 생각해도 좋다. 체내에 있는 독소를 내보내고 정신을 고양하기 때문이다. 이 연습은 신경계에 에너지를 더해주고 몸속에 산소 공급을 증가시켜 지친 뇌를 회복하게 해준다.

정화를 위한 숨 연습

앉은 자세, 5분

척추를 바르게 세우고 편하게 앉는다.

양손을 무릎 위에 두고, 손바닥은 위를 향하게 한다.

연습의 목적을 설정한다.

1분 정도 코로 숨을 들이쉬고 내쉬며 호흡을 정리한다.

한 손을 배 위에 두고 눈을 뜬다.

숨을 깊게 들이쉰다.

숨을 내쉴 때 가만히 아랫배를 수축시키며 코로 짧고 강하게 숨을
내뱉습니다.

수축한 복부에 힘을 풀면, 자연스럽게 숨이 폐로 흘러든다.

위의 호흡을 10번 반복한다.

몸에 힘을 풀고, 몸 안의 감각에 집중한다. 눈을 감아도 좋다.

호흡을 10번 반복하고 잠깐 이완하는 과정을 2회 더 반복한다.

연습을 마무리한다.

기록한다.

정화를 위한 숨 연습은 이 책에서 가장 어려운 연습에 속한다. 그러니 꼭 최소 2개월 이상은 다른 연습을 먼저 진행할 것을 권장한다. 숨 쉬기의 틀이 어느 정도 잡힌 후 이 연습을 시작하도록 하자.

임신 중이거나, 출산한 지 얼마 지나지 않았거나, 생리 중인 여성은 이 연습을 하면 안 된다. 또 수술 뒤 회복 중이거나, 혈압이 높거나, 심장 질환이 있거나, 호흡기 질환이 있는 분들은 정화를 위한 숨 연습을 할 때는 각별하게 주의해야 한다. 천천히 연습을 진행하고 몸이 보내는 신호를 놓치지 않도록 하자. 힘들다고 느껴진다면, 즉시 그만둔다.

전통적인 카팔라바티 수련에는 "코에서 날숨이 쏟아져 나오게 만든다"와 같은 설명이 나오는데, 이러한 현상이 아주 빠르게 진행돼서 현기증을 일으키기도 한다. 정화를 위한 숨 연습은 이 전통적인 수련의 장점은 살리되 몸과 정신에 불필요한 긴장감과 스트레스는 가해지지 않도록 개량할 것이다.

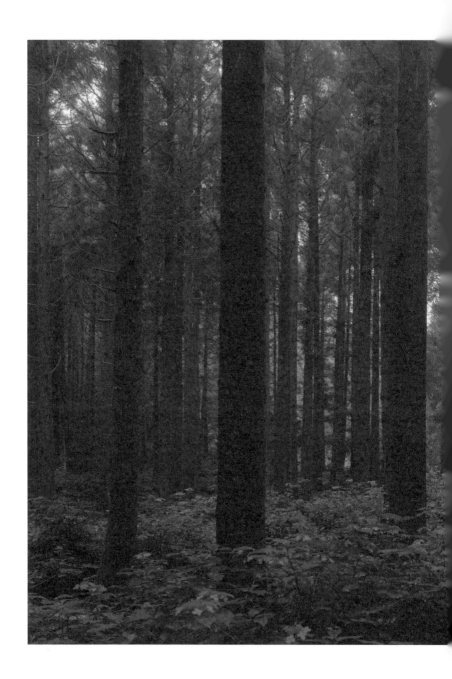

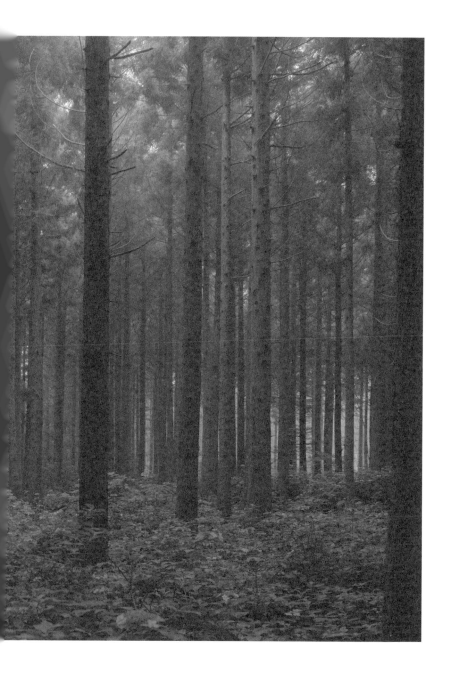

연결(Connection)

연결의 부재는 심각한 문제이다. 쇼핑, 데이트, 소통과 같이 과거에는 직접 하던 것들을 PC나 모바일 기기로 해결하게 되면서, 우리는 점차 고립되어가고 있다. 이러한 단절이 장기적으로 어떤 영향을 미칠지는 아직 알 수 없지만, 이미 여러 연구를 통해 사회적 연결이 줄어드는 지금의 상황이 인간의 건강과 활력과 회복력에 좋지 않은 영향을 미친다는 사실이 밝혀지고 있다.

'고립'을 치유할 약은 '연결'이다. 우리는 타인과 소통하고 자연과 연결되도록 만들어진 존재이다. 세상은 기술의 진보를 이어가고 있고, 그중 다수는 유용하고 중요하지만, 타인과 연결되고자 하는 욕구를 잃어버리지 않는 것도 그에 못지않게 중요하다.

숨은 우리의 근본적인 욕구와 소통할 수 있게 하는 가장 훌륭한 방법이다. 연결을 위한 숨 연습을 다른 사람과 함께하면 두 사람 모두 변화를 경험할 수 있다. 우리의 시스템이 다른 사람과 조화를 이룰 때, 우리는 조절과 치유를 동시에 수행하는 집단 신경계를 체험하게 된다.

다른 사람과 함께 앉아 숨을 쉬자. 타인의 숨을 느끼고 나의 숨을 그에게 전하자. 연결을 위한 숨 연습은 일상의 외로움을 치유할 연고가 되어줄 것이다. 불확실과 괴로움의 해독제가 되어줄 것이다. 우리가 서로를 붙잡아주고 일으키고 지켜보도록 만들어진 존재라는 사실을 상기시켜줄 것이다.

연결을 위한 숨 연습

파트너와 함께 앉은 자세, 10분

파트너와 마주 본 자세로 편안하게 앉는다.

1분 정도 코로 숨을 들이쉬고 내쉬며 호흡을 정리한다.

연습의 목적을 설정한다.

준비되면 뒤돌아 등을 마주 대고 앉는다.

코로 숨을 천천히 들이쉬고 내쉰다.

말하거나 서두르지 않고, 서로의 숨이 하나가 되기를 기다린다.

숨이 맞춰지면, 8분 동안 지속한다.

연습을 조금씩 마무리하며 숨이 자연스럽게 돌아오도록 한다.

몇 분 동안 휴식한 뒤, 어떤 느낌이 드는지 살펴본다. 숨이 어떻게 바뀌었는지도 생각해본다.

기록한다.

서로 어떤 변화를 느꼈는지 이야기해본다.

가벼운 포옹으로 연습을 마무리한다.

서로의 숨을 맞추기 위해 서두를 필요는 없다. 빨리 맞춰질 때도 있고 그렇지 않을 때도 있기 마련이다. 서로를 찾아가는 여정을 시작한 '현재'에 집중하고, 이 과정이 잘 흘러가고 있다고 믿으면 된다.

이 연습은 연인, 친구, 아이들과 함께하기 좋다. 파트너와 말다툼을 했거나, 아이들과 잘 지내지 못한다는 생각이 들 때 이 연습을 해보자. 연결을 위한 숨 연습은 확실히 사람과 사람을 이어준다.

나는 지난 수년 동안 여러 그룹에서 이 연습을 소개했다. 무능하다고 느끼거나, 매사에 냉소와 회의를 보이거나, 자신이 모든 것을 책임져야 한다고 여기거나, 다른 사람에게 기대는 것을 죽기보다 싫어하는 사람들의 생각과 태도를 개선하는 데 이 연습은 강력한 힘을 발휘했다. 연습을 성공적으로 진행하려면 우리 자신과 파트너를 존중하는 태도가 필요하다.

꿈꾸기 (Dreaming)

꿈을 들여다보면 무의식과 연결되어 있는 수많은 정보를 찾아낼 수 있다. 어떤 숨 연습은 자연스럽게 우리를 무의식으로 초대한다. 꿈꾸기를 위한 숨 연습도 그중 하나다. 저녁에 하기 좋은 가벼운 연습으로, 몸과 마음에 찌꺼기처럼 남아 있는 스트레스를 풀어주며 편안하게 꿈의 세계로 안내한다.

고등학교 시절, 남자친구를 만난 적이 있다. 남자친구의 아버지는 자신의 꿈을 무려 20년 넘게 기록하고 있었다. 언젠가 겨울, 남자친구의 집 서재에서 그 꿈의 노트 더미를 보았다. 아마 그때의 기억이 계속 남아 이어진 듯하다. 대학원에 다닐 때부터는 나도 꿈을 기록하며 무의식의 세계로 조금씩 들어가보기 시작했다.

꿈은 우리의 정신이 그날의 스트레스를 태워 없애는 과정으로 여겨지기도 한다. 종종 꿈을 꾸며 긴장이나 압박을 받는 것도 그 때문이다. 이사, 이직, 이별처럼 뭔가 삶의 양상이 바뀔 때에는 꿈도 빠르게 진행되며, 도망치거나 탈출하는 등 불안을 느끼게 하는 꿈에 시달리기도 한다.

잠자리에 들기 전 꿈꾸기를 위한 숨 연습을 하면 어수선한 생각으로 가득한 정신이 편안해지고, 신경계가 휴식-소화 반응을 활성화하도록 유도한다. 이 연습을 통해 잠이 들면, 우리의 꿈은 점차 변화하게 될 것이다.

특히 자신의 꿈을 살펴보고 꿈의 방향을 잡는 데 관심이 있는 사람에게, 이 연습은 놀라울 정도로 효과가 클 것이다. 우리의 정신은 방향을 지시받는 것을 좋아한다. 숨 연습을 통해 몸과 마음이 편안한 상태에 이르면, 잠을 자는 동안 특정한 경험으로 빠져드는 것이 더욱 수월해진다. 꿈꾸기를 위한 숨 연습은 또한 답을 찾고 싶은 커다란 문제들이 있을 때도 해결책이 되어주곤 한다. 이 숨 연습에 익숙해지면 종종 잠을 자는 동안 고민의 실마리가 떠오르기도 한다.

꿈꾸기를 위한 숨 연습

침대에 누워서, 15분~잠이 들 때까지

침대에 등을 대고 누워 편안하게 자리를 잡는다.

연습의 목적을 설정한다.

코로 천천히 숨을 들이쉬고 내쉰다. 몇 번 반복한다.

들숨과 날숨을 점점 길게 늘리며 자연스럽게 리듬이 생성될 수 있도록
한다.

몸이나 호흡계에 스트레스나 압박이 없을 때까지 들숨과 날숨을 계
속해서 늘려준다.

잠들 때까지 위의 연습을 계속한다.

아침에 일어나 가장 먼저 떠오른 꿈을 기록한다.

노트를 침대 옆에 두는 것이 좋다. 그래야 일어나자마자 꿈을 기록할 수 있다. 꿈은 잠에서 깨어나는 순간부터 흐릿해지기 시작하므로 최대한 빨리 기록해야 한다. 꿈이 잘 기억나지 않는다면, 잠들기 전 꿈꾸기를 위한 숨 연습을 할 때 꿈을 기억하는 것을 목적으로 설정하도록 하자. 생각보다 큰 도움이 될 것이다.

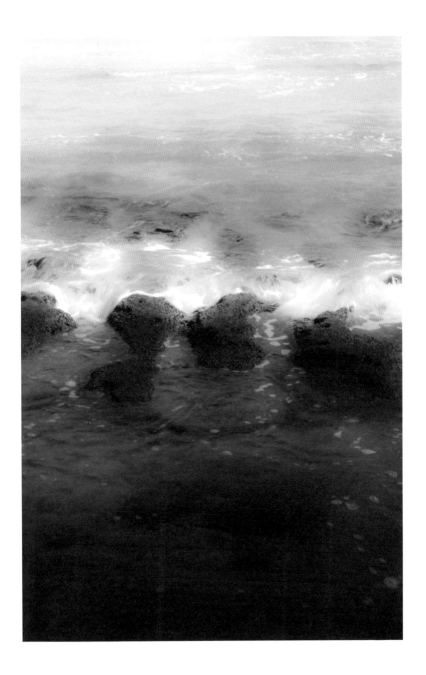

에너지(Energy)

에너지를 북돋는 숨 연습은 단 1분 만에 뇌와 혈액에 산소를 공급한다. 그야말로 자연적인 연료를 공급해 활력을 불어넣는 것이다. 이 연습은 내 수업을 듣는 학생들 사이에서 가장 인기가 많다. 예상치 못한 방법이기도 하고, 웃음이 터져 나오기도 하기 때문이다. 나는 특히 직장인들에게 에너지를 북돋는 숨 연습을 많이 가르친다. 그룹으로 재미있게 진행하기 좋은 연습이기도 하고, 맑은 정신과 활기를 북돋아 집중력을 향상시켜주기 때문이다.

에너지를 북돋는 숨 연습은 아침에 일어나자마자, 에너지가 떨어졌다고 느낄 때 진행하면 된다.

에너지를 북돋는 숨 연습

앉은 자세 혹은 선 자세, 3분

자리를 잡는다.

연습의 목적을 설정한다.

척추를 곧게 세우고 앉거나 바르게 선다.

양팔은 자연스럽게 옆으로 내린다.

코로 숨을 들이쉬며 양팔을 하늘로 뻗는다.

숨을 내쉰다.

다시 숨을 깊이 들이쉬었다가 내쉬면서 팔꿈치를 직각으로 구부려 얼굴 양옆으로 손바닥이 나란히 있게 한다.

숨을 들이쉬면서 손을 다시 하늘로 뻗고, 내쉬는 숨에는 팔을 구부려 아까와 같은 자세를 취한다.

위의 과정을 1분 동안 반복한다.

1분이 지나면 위로 뻗었던 팔을 편안하게 내리고 1분 동안 휴식한다.

연습을 마무리한다.

변화를 기록한다.

친한 친구나 동료가 부쩍 피곤해 한다면, 이 연습을 함께하며 에너지를 충전하자고 권해보자. 이 연습은 에너지가 지나치게 넘치는 아이들과 함께하기에도 적합하다. 아이들을 진정시켜주고 집중력을 향상시킨다.

집중(Focus)

집중을 위한 숨 연습은 정신, 감정, 활력을 재정비하고자 하는 사람들을 위해 개발한 연습 중 하나다. 오락가락하는 날씨에 에너지를 빼앗긴 사람이든, 최근에 들었던 어떤 말이 계속 맴돌아 힘들어하는 사람이든, 그냥 일상에 지친 사람이든, 집중을 위한 숨 연습은 켜켜이 쌓인 생활의 먼지를 날리고 우리를 지금 이 순간으로 되돌려준다.

이 책에 소개된 숨 연습 대부분은 코를 통해 숨을 들이쉬고 내뱉는다. 하지만 비우기, 집중, 직관을 위한 숨 연습을 할 때는 입을 벌리고 숨을 내뱉는다. 입으로 숨을 내뱉는 것은 에너지를 몸 밖으로 내보는 데 효과적이기 때문이다. 이렇게 숨을 내쉬면 숨을 더 빨리, 더 많이 내보낼 수 있고, 좀 더 적극적으로 에너지를 옮길 수 있다.

집중을 위한 숨 연습을 할 때는 날숨과 함께 특정한 발성이나 만트라(mantra, 진언)를 활용해도 좋다. 만트라와 같이 특정한 어구나 발성은 동양 문화에서 수 세기 동안 정신을 고요하게 만드는 기술로 활용되어 왔다. 뇌와 행동에 관련한 새로운 연구들 역시 만트라가 뇌의 상태를 변화시키는 데 효과적이라는 사실을 밝혀냈다. 산스크리트어로 만트라는 '정신의 도구'라는 뜻으로, 반복해서 되뇌는 일종의 주문이다. 전통적으로 만트라는 소리 없이, 혹은 날숨과 함께 크게 소리 내며 수행되었다.

나는 수년 동안 길고 짧은 산스크리트어 만트라를 공부했다. 소리 내지 않는 만트라 수련은 마음의 평화에 큰 도움이 되었다. 하지만 그 효과가 몸까지 전해지지는 않았다. 수년간 시도해본 끝에, 어수선한 정신을 정돈하는 데에는 날숨과 함께 소리를 내 말하는 것이 더 효과적이라는 사실을 알게 되었다. 나는 주로 '하아' '아아' 하는 소리를 내뱉으며 연습한다. 소리 내기도 쉽고, 별 의미도 없어 좋다. 큰 소리로 내뱉으면, 이 소리는 진동을 싣게 되어 산만한 생각들을 없애주고, 숨에 더 깊게 집중할 수 있도록 해준다.

집중을 위한 숨 연습

선 자세 혹은 앉은 자세, 5분

발을 바닥에 딛고 편안하게 자리를 잡는다.

1분 정도 코로 숨을 들이쉬고 내쉬며 호흡을 정리한다.

연습의 목적을 설정한다.

2까지 세며 코로 숨을 들이쉰다.

'하아' 하고 소리 내며 입으로 숨을 내뱉는다. 이때 목소리에 힘을 주지 않고 평소 말하는 목소리로 소리 낸다.

코로 들이쉬고 입으로 '하아' 내쉬는 과정을 3분 동안 반복한다.

그다음, 1분 동안 코로 숨을 들이쉬고 내쉰다.

연습을 마무리한다. 기록한다.

NOTES

소리를 내뱉으며 머릿속을 깨끗이 비우는 과정을 즐기자. 마음이 어수선하고 집중이 잘 안 될 때는 큰 소리로 연습하는 것도 도움이 된다. 집중을 위한 숨 연습은 긴 하루를 마친 뒤에, 혹은 혼란스럽고 스트레스가 심한 상황에 처했을 때 유용하다.

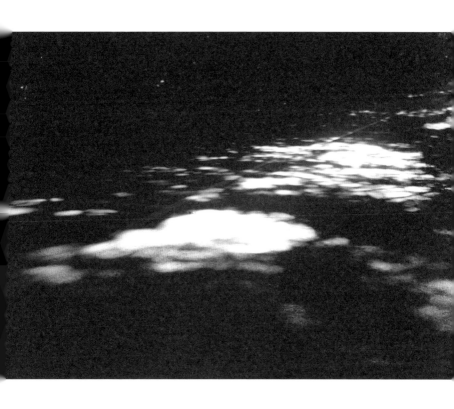

용서(Forgiveness)

용서를 위한 숨 연습은 감정 지능과 관계 지능이 높은 사람들을 위한 특별한 연습이다. 이 연습은 '감사를 위한 숨 연습(108페이지)'에서 조금 더 발전된 형태로, 정신적 성장을 돕는다.

몇 년 전, 알 아논(Al-Anon, 알코올 중독자의 가족이 서로 돕기 위해 결성한 모임 ― 옮긴이)에 참여했을 때, 무척 인상적인 말을 들었다. "원한은 독약을 마시는 것과 같다." 불편하게 들리지만 진실이다. 다른 누군가나 우리 자신에게 분노하거나 복수심을 품으면, 그 감정은 고스란히 우리의 건강을 위협한다. 원한을 느끼면 우리의 몸은 스트레스 상태에 처하게 되고, 맑은 정신으로 현명한 결정을 내리기도 힘들어진다. 코르티솔(cortisol)이나 아드레날린과 같은 호르몬이 분비되면, 엔도르핀처럼 기분을 좋게 하는 물질의 작용이 약화된다.

스트레스 호르몬 분비가 심해지면 심장 박동이 비정상적으로 빨라지고, 소화 능력과 면역력이 현저하게 떨어진다. 그러니 원한의 밑바닥을 의식적으로 살펴보고 그 성난 기운을 누그러뜨리고 정화하는 것은 우리의 몸과 마음뿐 아니라, 가족의 건강을 위해서도 꼭 필요하다.

용서는 건전한 책임감과 관련되어 있다. 원한을 내려놓으려 할 때, 우리는 어리석게도 반대 방향으로 갈피를 잡기도 한다. 우리 자신과 다른 사람을 향해 지나칠 정도로 무거운 책임을 짊어지며 자신에게 가혹해지는 것이다. 용서를 위한 숨 연습은 합리적인 방법으로 우리 자신의 행동과 마음에 집중할 수 있도록 돕는다. 우리의 연약함을 있는 그대로 대면하게 하고, 거리를 두고 스스로를 살펴보게 해주며, 우리가 불완전할 수 있도록 지지해줄 것이다.

용서를 위한 숨 연습

누운 자세, 5분

편한 자세로 눕는다.

연습의 목적을 설정한다.

1분 정도 코로 숨을 들이쉬고 내쉬며 호흡을 정리한다.

준비되면 코로 가만히, 길게 호흡한다.

숨을 내쉬면서 용서하고 싶은 자신의 모습이나 잘못 하나를 소리 내어 말한다.

끝났다는 생각이 들 때까지 몇 분 정도 위의 과정을 반복한다.

1분 휴식한다.

연습을 마무리한다.

기록한다.

NOTES

용서를 위한 숨 연습은 하루의 끝에서 자양분이 되어주는 자기관리 법이다. 특히 자신도 이해할 수 없는 실수 때문에 괴로운 날에 진행하면 효과적이다. 또 자기 자신보다 다른 사람에게 집중하고 있다는 느낌을 받을 때의 공허함을 치유해주기도 한다.

다른 사람을 용서하고 싶어서 이 연습을 시작할 때는 숨을 내쉬면서 무엇을 용서하고 싶은지 소리 내어 말해보자. 한 번에 한 사람에게 집중해야 효과가 좋다. 이렇게 하면 연습 중 에너지를 유지할 수 있고, 목표를 분명히 할 수 있다. 특정한 원한의 근원에 대해 깊은 통찰을 얻을 수도 있다.

감사(Gratitude)

수년 전부터 감사는 정신 건강 분야에서 꾸준히 주목을 받고 있다. 방송인 오프라 윈프리, 심리학자 브레네 브라운,『먹고 기도하고 사랑하라』의 작가 엘리자베스 길버트와 같은 유명인사들도 감사의 중요함을 강조하고 있으니, 이 강력하고 신비로운 수행이 대세가 된 것도 놀라운 일이 아니다.

감사의 가장 본질적인 형태는 감사하는 마음과 그 마음의 표현이다. 나는 중독 치료 센터에서 한 후원자에 의해 처음으로 '감사'를 배우게 되었다. 고작 스물한 살이던 그때, 나는 삶이 끝나버렸다고, 나 자신과 가족에게 '나'라는 사람은 실망 그 자체였다고 생각했다. 그러다 후원자의 권유로 매일 잠들기 전 그날 감사했던 일들을 짧게나마 적어보기 시작했다. 그 당시 나는 감사하는 마음을 느낄 수 있는 그 어떤 것이라도 찾기 위해 분투해야만 했다. 시작은 이런 식이었다.

'나는 살아있다, 나는 숨 쉴 수 있다, 나는 걸을 수 있다.'

그러나 시간이 지나면서 감사의 목록은 점점 길어졌다. 때로는 팔이 아파 다 못 쓸 정도였다. 이 연습은 나의 삶을 180도 바꾸었다.

우리는 숨을 들이쉬며 세상에 나오고, 숨을 내쉬며 세상을 떠난다. 그러니 우리가 살아가면서 쉬는 첫 숨과 마지막 숨 사이 그 모든 숨은 선물과 같다. 감사를 위한 숨 연습은 내게 가장 소중한 연습이며, 매번 내가 얼마나 발전해왔는지, 영혼이 얼마나 단단해졌는지, 다른 사람을 돕고자 하는 열망이 얼마나 더 성장했는지 되돌아보는 시간을 마련해준다.

감사를 위한 숨 연습

누운 자세, 5분

편한 자세로 눕는다.

목적을 설정한다.

1분 정도 코로 숨을 들이쉬고 내쉬며 호흡을 정리한다.

숨을 내쉬면서 감사를 느끼는 일 한 가지를 소리 내어 말한다.

감사한 일을 모두 말할 때까지 몇 분 동안 반복한다.

1분 휴식한다.

연습을 마무리한다.

기록한다.

NOTES

자기 전 침대에서 진행하면 좋다. 긴장을 풀어주고 수면에 도움이 되며, 힘든 일이 많았던 날에 더 효과적이다. '부정적인 생각을 떨치는 숨 연습(142페이지)'과 함께 실행하도록 하자. 부정적인 생각을 떨치는 숨 연습을 몇 회 반복한 뒤, 감사를 위한 숨 연습을 이어서 진행하면 된다.

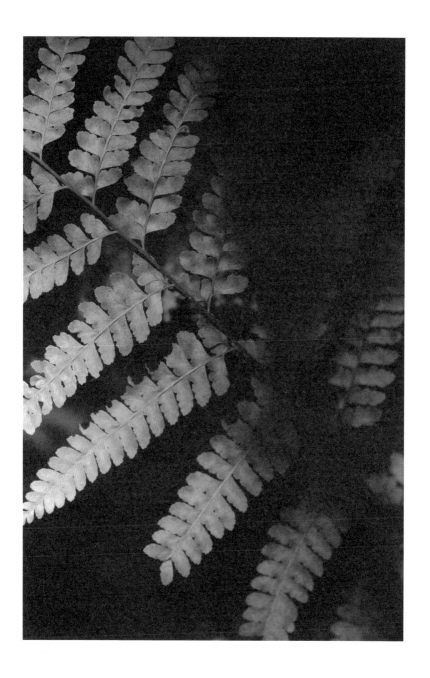

애도(Grief)

상실은 삶의 일부다. 피할 수 없는 일이다. 소중한 이의 죽음으로 인한 슬픔은 너무나 깊고 무거워서 때로는 우리의 삶을 한순간에 정지시킨다.

사랑하는 이의 죽음으로 슬픔에 찬 사람들을 보면, 대개 숨이 아주 얕다. 가끔은 물에 빠진 것처럼 숨이 턱 막히고, 숨을 들이쉬기조차 힘들다고 호소하는 사람들도 있다. 또한 슬픔과 함께 찾아오는 무거운 감정들은 몸을 단단하게 웅크리게 하고, 기분을 저 밑으로 가라앉히는데, 이는 더 다치지 않도록 자신을 보호하기 위한 일종의 본능적 전략이라 할 수 있다.

상실로 인한 슬픔에 동반되는 육체적인 현상들은 감정을 처리하는 능력에까지 영향을 미친다. 산소를 충분히 들이쉬지 못하고 이산화탄소를 충분히 내뱉지 못하면 피로감이 더해지고, 의식이 혼탁해질 수 있으며, 슬픔과 동반되는 여러 반응을 더욱 심각하게 만들 수 있다.

편안한 호흡과 적절한 자세는 우리 몸의 정체와 무기력함을 풀어내고,

슬픔과 종종 동반되는 수렁과도 같은 감정들을 완화한다. 천천히 숨을 들이쉬고 내쉬는 것만으로도 슬픔을 완화하는 데 도움이 된다. 만약 슬픔에 너무 깊이 빠져 있거나, 감정을 느낄 수 없을 만큼 정신없이 바쁘거나, 이 두 가지를 모두 경험하고 있다면, 애도를 위한 숨 연습을 꼭 수행하길 바란다. 아주 짧은 시간이지만 자신의 감정을 조금 더 조심스럽고 차분하게 마주할 수 있는 공간을 만들어줄 것이다.

애도를 위한 숨 연습에는 느리고 깊은 호흡을 담았다. 과민해진 신경 회복에 도움이 되는 요가 자세도 곁들였다. 벽에 다리를 올리는 자세를 취하면 횡격막의 위치가 바뀌어 숨 쉬기가 한결 수월해진다. 중력의 영향으로 날숨이 쉬워지면 들숨도 자연스럽게 길어지고 깊어지는 원리다. 이런 자세를 숨 연습에 접목하면, 느려진 심장 박동이 뇌에 모든 것이 괜찮아지고 있다는 신호를 보내 우리를 조금 더 편안한 상태로 이끈다. 이렇게 자기 자신을 조절하기 시작하면, 나중에는 슬픔의 각 단계에서 어떤 감정을 느껴야 하는지 인식하는 능력까지 기를 수 있게 된다.

애도를 위한 숨 연습

다리를 벽에 올리고 누운 자세, 15분

벽 가까이 매트나 담요를 깔고 앉는다.

천천히 누워 다리를 벽에 올린다.

몸통과 엉덩이는 바닥에 편히 닿도록 하고 허벅지부터 시작되는 다리의 뒷면은 벽에 닿도록 자세를 조절한다.

양팔은 몸의 양옆에 자연스럽게 내려놓는다.

연습의 목적을 설정한다.

몸이 비뚤어지지 않고 바르게 놓였는지 다시 확인한다.

8분 동안 코를 통해 천천히 숨을 들이쉬고 내쉰다.

호흡을 바꾸지 않은 채로 숨에 변화가 있는지 살펴본다.

벽과 바닥에 의지해, 날숨마다 힘을 완전히 빼고 긴장을 풀어준다.

자신을 힘들게 하는 생각과 이미지가 떠오르면, 주의를 돌린다.

8분 후 휴식하며 기분이 어떤지 느껴본다.

연습을 마치고 싶다면 무릎을 구부려 가슴으로 끌어온 뒤, 몸을 옆으로 돌리고, 바닥에 손을 짚고 일어난다.

연습을 마무리한다.

기록한다.

연습을 8분보다 더 길게 하고 싶다면 원하는 만큼 해도 된다. 연습이 익숙해지고 편안하게 느껴진다면, 길게는 20분까지 이어가도 좋다. 평소 요가 수행을 하는 사람들은 엉덩이 밑에 받침을 깔아 가슴을 더 많이 열어주면 더욱 큰 효과를 볼 수 있다.

만약 임신 3개월 이상이거나, 목에 이상이 있거나, 망막 박리나 녹내장이 있거나, 고혈압이 있다면, 연습을 진행할 때 다리를 벽에 올려서는 안 된다. 대신 앉은 자세에서 가능한 한 편안하게 다리와 엉덩이를 같은 높이로 맞추도록 하자. 침대에 눕거나 소파에 앉아 허리나 무릎 밑에 베개를 받치는 것도 좋겠다. 그러면 차츰 긴장이 풀어지고 숨이 편안해져 마침내 슬픔의 바닥에 닿을 수 있게 된다.

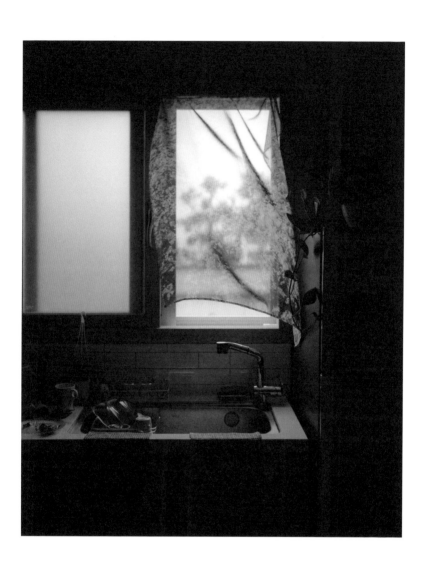

뿌리 내리기^(Grounding)

내 수업을 듣는 모든 이들에게 나는 뿌리 내리기를 위한 숨 연습을 꼭 가르친다. 숨 쉬기의 기초를 다지는 연습이기 때문이다. 내가 내 몸에 살지 못하면 스스로를 치유할 수도, 건강하게 살아갈 수도 없다. 나는 어린 시절 당한 성폭력으로 끔찍한 고통에 시달려야 했다. 뿌리 내리기를 위한 숨 연습은 그 치유를 향한 여정에 중요한 시작이 되어주었다. 트라우마를 겪은 많은 사람들이 그러하듯, 당시의 경험은 나를 내 몸에 살 수 없게 만들어버렸다. 나는 나로부터 도망치고 싶었다. 그러나 뿌리 내리기를 위한 숨 연습은 나를 다시 나의 몸에 살 수 있도록 회복시켜주었고, 다시 자신감을 가질 수 있도록 고양시켰다. 미래에 대한 두려움과 과거에 대한 집착을 덜어주며, 지금 여기를 살 수 있게 응원해주었다.

시간이 지나자, 뿌리 내리기를 위한 숨 연습은 내 삶에서 가장 기뻤던 일과 힘들었던 순간을 통해 현재를 인식할 수 있게 해주었다. 지금도 몸에 뿌리 내리지 못하고 부유할 때가 있다. 대부분 나의 파트너와 함께 힘든 일을 겪을 때이다. 하지만 오늘을 긍정하고 스스로를 독려할 수 있는 것은, 마치 망망대해를 떠돌다 항구에 정박한 커다란 배의 묵직한 닻처럼, 뿌리 내리기를 위한 숨 연습이 언제든 나를 다시 현재로 되돌려줄 것을 알기 때문이다.

뿌리 내리기를 위한 숨 연습은 자신의 몸을 깊이 느끼게 하고, 자기조절을 돕는 소중한 연습이다. 두통이 잦을 때도 효과적이다.

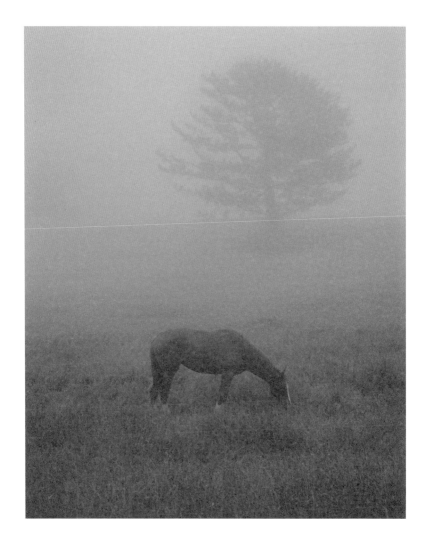

뿌리 내리기를 위한 숨 연습

발을 바닥에 붙이고 앉은 자세, 5~10분

의자에 앉아 발을 바닥에 붙이고 잠시 집중한다.

연습의 목적을 설정한다.

코를 통해 천천히 숨을 들이쉬고 내쉬는 호흡을 5회 반복한다.

그다음, 의식을 발바닥에 집중한다.

숨을 천천히 들이쉬면서 땅의 에너지를 발바닥으로, 무릎을 따라 엉덩이로 끌어올린다고 상상해본다.

숨을 내쉬며 에너지가 엉덩이에서 무릎으로, 발바닥을 통해 다시 땅으로 흐른다고 상상한다.

에너지의 순환과 호흡이 일치하도록 5분 동안 반복한다.

에너지의 순환을 풀어주며, 호흡도 원래 상태로 되돌린다.

1분간 앉아서 휴식한다.

연습을 마무리한다.

기록한다.

서두를 필요가 없다. 자신에게 맞게 진행하면 된다. 5분으로 시작해 10분까지 늘려도 좋다. 숨 연습이 처음이라면 5분도 부담스러울 수 있는데, 그럴 때는 1분이나 2분으로 시작해도 괜찮다.

체온이 오르거나 몸이 무거워지는 느낌을 받을 수 있다. 정상적인 반응이며, 나의 몸과 마음이 점점 뿌리를 내려간다는 신호이다.

뿌리 내리기를 위한 숨 연습은 본격적인 하루를 시작하면서 진행해도 좋다. 단독으로 해도 좋고, 숙달이 되었다면 다른 연습의 시작으로 활용해도 훌륭하다. 다만 연습 시간은 10분을 넘기지 않는 것을 권장한다. 또 책상에서 일하다 잠시 휴식이 필요할 때, 일과를 마무리할 때, 뭔가 지금의 상태를 리셋하고 다음 단계로 넘어가고 싶을 때도 효과적이다.

친밀함(Intimacy)

자기 자신을 완전히 드러낸 채 서로의 실존을 향해 마주 앉을 때, 우리는 편안함과 사랑이라는 선물을 주고받게 된다. 그래서 나는 파트너와 함께 숨 연습을 하는 것이야말로 우리가 실천할 수 있는 가장 친밀한 행위 중 하나라고 생각한다.

감사하게도 수년간 수많은 커플과 함께 연습할 기회가 있었다. 개중에는 소통에 뛰어난 이들도 있고, 성공한 사업가, 멋진 친구, 훌륭한 부모, 반짝이는 창의력을 지닌 사람들도 있었지만, 파트너와의 관계는 어딘가 단절되어 있어서, 연습을 시작할 때는 어색해하는 모습도 자주 보았다.

이런 사이를 탄탄하게 하기 위해 친밀감을 높이는 숨 연습을 만들었다. 앞서 살펴본 것처럼 숨은 우리의 감정과 긴밀하게 연결되어 있다. 친밀감을 높이는 숨 연습을 진행하다 보면, 행동이나 신념, 애착 경험 등 현재의 관계에 영향을 미치는 요소들이 하나씩 드러난다. 이런 깨달음은 개인의 성장을 도모하는 더욱 깊은 질문을 끌어내고, 관계를 발전시키기 위한 다음 단계를 준비할 수 있게 해준다.

친밀감을 높이는 숨 연습은 요가 강사 훈련을 하면서 배웠던 '눈 바라보기' 수련을 재구성한 것이다. 눈 바라보기에 신체 접촉과 호흡 맞추기를 더해 정신적 영역에서 신체적 영역으로 연습을 옮겨왔다. 접촉은 친밀감을 쌓는 아주 중요한 요소이며, 서로를 제대로 대면하고 느낄 수 있는 기회를 제공하는 강력한 도구다. 함께하는 시간이 많지 않다는 걱정에 사로잡힌 커플도 많은데, 친밀감을 높이는 숨 연습은 이런 커플의 걱정을 해소해줄 것이다.

친밀감을 높이는 숨 연습

파트너와 함께 앉은 자세, 8분

파트너와 마주하고 편안하게 앉는다.

1분 정도 코로 숨을 들이쉬고 내쉬며 호흡을 정리한다.

연습의 목적을 설정한다.

연습을 시작하며 왼손을 파트너의 심장 위에 올리고, 오른손은 자신의 허벅지에 올려둔 채 손바닥을 하늘로 향하게 한다.

파트너도 같은 자세를 한다.

편안하게 자세를 조정한다.

코로 계속해서 숨을 들이쉬고 내쉰다.

두 눈을 뜬 채로 호흡을 계속하며, 서로의 왼쪽 눈을 응시한다.

말은 하지 않고 천천히 서로의 호흡을 맞춘다.

서두르지 않아도 된다. 자연스럽게 호흡이 맞도록 한다.

서로의 심장 위에 손을 올리고, 5분 동안 응시하며 숨을 맞춰 쉰다.

왼손을 내리고 숨이 원래대로 돌아오도록 한다.

몇 분간 휴식하며 서로를 계속 응시한다.

기록한다.

어떤 느낌이었는지 이야기하고, 서로 포옹하며 연습을 마무리한다.

연습 도중 왼팔에 무리가 온다면, 손바닥을 위로 한 채로 왼쪽 허벅지 위에 올려 두어도 괜찮다. 왼팔을 들 수 있는 시간이 몇 분밖에 되지 않는다고 해도 상관없다. 시간이 지나면 팔에 힘이 붙어 자세를 더 오래 유지할 수 있을 것이다. 비록 몇 분에 불과하지만 상대의 몸에 닿음으로써 서로의 몸을 더 빨리 이해하고, 숨도 더 세밀하게 맞출 수 있다.

이 연습은 몸 안에 쌓여 있던 감정을 깨우기 때문에 연습을 하면서 여러 낯선 감정들을 경험할 수 있다. 눈물을 흘리거나 웃음을 터뜨리는 사람도 있다. 파트너와 함께 숨을 조절하고 진정하기까지 시간이 오래 걸리고 도중에 산만해지는 것도 아주 정상적인 일이다.

친밀감을 높이는 숨 연습은 2개월 동안 일주일에 3~4번씩 진행하기를 권한다. 어느 정도 연결이 자리를 잡아가면 일주일에 1~2번도 좋다. 연습이 익숙해지고 나면, 하루가 끝나가는 시간이나, 침대에 조금 더 머무를 수 있는 아침에, 혹은 관계가 좀 더 단단해져야 한다고 느낄 때 진행해도 좋은 에너지와 기분을 느낄 수 있을 것이다.

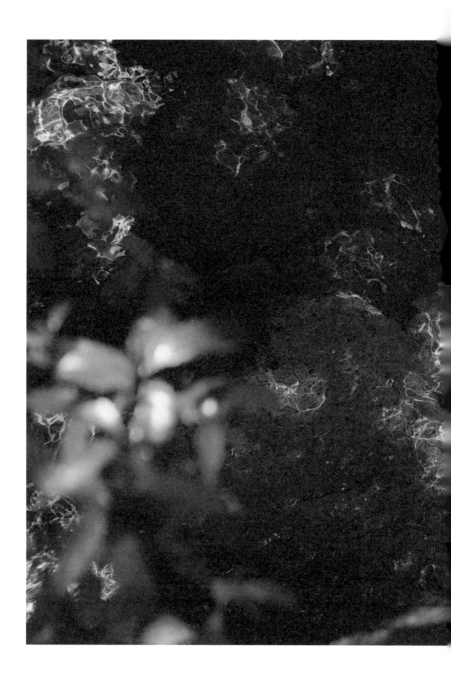

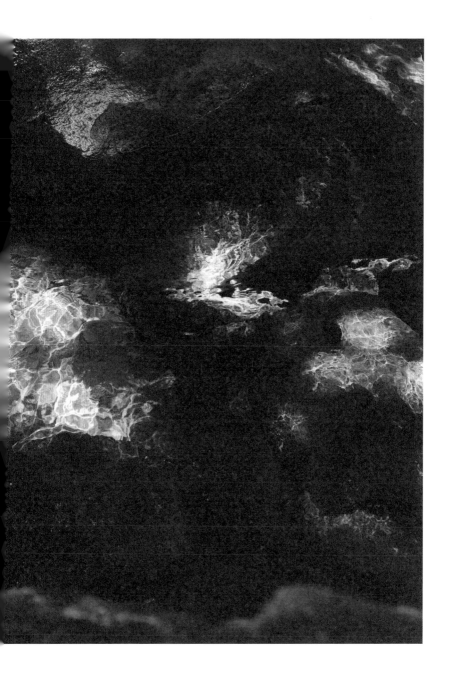

직감(Intuition)

직감은 분석적인 논리 없이도 무언가를 알아차리는 능력이다. 어떠한 느낌이나 육감, 또는 그 무엇이라고 뚜렷하게 설명할 수 없는 미묘한 지각으로 표현되곤 한다. 직감이 들어오는 통로는 창의력의 근원이기도 하다. 직감은 삶의 여러 부분에서 귀한 안내자가 되어준다.

직감은 우리 인간의 생물학적 기질의 한 부분이다. 그렇기에 누구나 직감적인 사람이 될 잠재력을 가지고 있지만, 비이성적이라는 이유로 직감을 거부하면 직감은 발달할 수 없게 되고, 그것에 다다르는 길은 점차 끊겨버린다.

직감적인 정보는 비논리적이라고 여길 수 있다. 우뇌가 관장하기도 하고, 선사시대의 인류에게도 존재했던 일명 변연계, 파충류 뇌의 영역과 관련된 것이기 때문이기도 하다. 사람들은 하루의 대부분을 느리지만 분석적인 사고를 담당하는 좌뇌의 신피질을 활용해서 생활하므로, 직감과 관련된 재빠른 본능을 생소하게 느끼고 잘 믿지 못하는 것은 어쩌면 당연한 일이다.

직감은 건강한 기운 속에서 발현되며, 우리의 존재와 자아가 견고할 때 가장 뚜렷하다. 자신의 생명력을 느끼고 자신의 몸에 제대로 머물 수 있어야만 그 속에 잠들어 있는 지혜를 깨워내 체험할 수 있는 것이다. 직감을 위한 숨 연습은 존재의 기준을 세우는 연습으로, 우리에게 들어오는 여러 정보를 열린 마음으로 받아들일 수 있도록 돕는다. 소리, 이미지, 물리적 감각을 통해서 직감은 불현듯 발현될 것이다.

제대로 몸에 뿌리를 내린 채로 숨 연습을 진행한다면, 그 어떤 연습이라도 직감을 발달시키는 데 도움이 된다. '나'라는 '존재'를 바르게 인식하며 진행하는 연습은 모두 직감과 관련된 능력을 확장시키기 때문이다. 직감을 위한 숨 연습은 천천히 꾸준하게 진행되어야 한다. 느긋한 태도는 직감을 갈고닦는 데 아주 중요한 요소이다.

직감을 위한 숨 연습

누운 자세, 10~15분

편안한 자세로 눕는다.

연습의 목적을 설정한다.

1분 정도 코로 숨을 들이쉬고 내쉬며 호흡을 정리한다.

준비가 끝나면, 입으로 천천히 숨을 들이쉰다.

다시 입으로 가만히 숨을 내쉰다.

시간을 충분히 두고 천천히 숨 쉬며 자신에게 맞는 흐름과 순환을 찾아본다.

위 과정을 최소 10분 동안 반복한다.

끝낼 준비가 되면, 몇 분 동안 코로 숨을 들이쉬고 내쉬며 연습이 몸에 스며들게 한다.

연습을 마무리한다.

기록한다.

직감을 위한 숨 연습은 이 책에 소개된 연습 중에서 유일하게 입을 벌리고 들숨과 날숨을 쉰다. 이런 호흡이 신체에 활력을 더해 지혜에 닿을 수 있게 해주기 때문이다. 처음에는 이상하게 느껴질 수도 있고, 약간 어지러울 수도 있다. 어지러움 증상이 나타나면 숨을 좀 더 천천히 쉬도록 하자. 그래도 나아지지 않는다면 잠시 코로 호흡했다가, 괜찮다는 느낌이 들면 다시 입을 벌리고 연습을 이어가자.

직감을 위한 숨 연습은 적어도 10분은 진행하는 것이 좋다. 몸이 이 연습에 익숙해지고 리듬을 찾으려면 시간이 걸리기 때문이다. 익숙해진 뒤라면 길게는 25분까지 늘려 연습해도 된다.

이 연습에서 가장 중요한 부분은 머릿속에 떠오르는 생각이나 이미지를 믿는 것이다. 다만 그것이 무엇인지 너무 열심히 파악하려 하지 않는다. 연습 중에 떠오르는 생각과 정보를 적어두는 것도 좋다.

직감을 위한 숨 연습의 목표는 직감이라는 근육을 기르는 것이다. 그래서 우리 자신이나 목표, 혹은 지금까지 우리를 지탱하고 이끌어준 힘과 더욱 긴밀하게 연결되는 것이다.

즐거움(Joy)

오늘날 스트레스는 확실히 한 사회의 건강을 위협하는 존재가 되었다. 2017년 미국심리학회가 발표한 한 논문에 따르면, 현재 스트레스로 가장 고통받는 세대는 밀레니얼 세대라고 한다. 스트레스가 심해지면 몸과 마음 모두에 그와 관련된 질병도 생기기 마련이다. 매일을 살아내는 데 필요한 것들이 점점 늘어나는 지금, 우리에겐 우리의 몸과 마음을 즐겁게 해주는 것이 너무나 절실하다.

행복은 순식간에 지나가는 감정이기에, 행복에 집중하는 것은 큰 의미가 없다. 어쩌면 바로 이런 착각 때문에 숱한 사람들이 자신은 불행하다고 토로하며 살아가는지도 모르겠다. 행복과는 달리 즐거움은 외부 상황이나 사건에서 비롯되는 감정이 아니다. 즐거움은 마음의 자세이며, 발견하고자 하고 키우고자 하면 얼마든지 만들어낼 수 있다.

숨 연습을 처음 시작할 때, 나는 스트레스와 나의 관계를 바꿀 필요가 있다는 사실을 깨달았다. 그래서 가장 먼저 생활의 긴장을 조금 느슨하게 풀고(바쁠수록 자신 안으로 들어가기가 힘들다) 자신과 소통하는 데 집중했다. 특별한 경험이나 타인의 인정으로 행복을 찾고 싶지는 않았다. 자연스럽게 즐거움에 끌렸고, 어떻게 하면 즐거움이 조금 더 일상적인 감정이 될 수 있는지 알고 싶었다.

이런 호기심이 원동력이 되어, 나는 나 자신을 더 즐겁게 만들기 위한 훈련의 한 방법으로 즐거움을 위한 숨 연습을 만들었다. 기분전환이 필요할 때면 언제든 할 수 있는 연습이다.

즐거움을 위한 숨 연습은 호흡에 웃음을 더했다. 웃음은 몸에 기분 좋은 감각들을 깨워 긍정적인 생각을 불러온다. 흥미롭게도 우리 몸은 진짜 웃음과 가짜 웃음을 구별하지 못한다. 왜 웃는지, 어떻게 시작했는지 알지 못하더라도 웃음은 똑같이 뇌를 자극하는 엔도르핀과 긍정적인 신경 전달 물질을 분비한다.

즐거움을 위한 숨 연습이 어색하다고 여기는 사람들도 며칠 지나지 않아 곧 우리의 몸과 마음이 즐거움을 향해 얼마나 활짝 열려 있는지 알게 될 것이다. 즐거움을 위한 숨 연습의 핵심은 현재에 머무는 것이다. 아이처럼 지금 여기에 몰입할수록 더 쉽게, 더 오랫동안, 즐거움을 누릴 수 있다.

즐거움을 위한 숨 연습

선 자세, 3분

발을 골반 너비로 벌리고 바르게 선다.

무릎을 살짝 굽히고 팔은 편안하게 내린다.

연습의 목적을 설정한다.

1분 정도 코로 숨을 들이쉬고 내쉬며 호흡을 정리한다.

그다음, 두 팔을 하늘로 올리며 숨을 깊게 들이쉰다.

몇 초 동안 숨을 참는다.

크게 소리 내 웃으며 두 팔을 아래로 내린다.

최대한 깊게 숨 쉬고 크게 웃으며 이 과정을 10번 반복한다.

몇 분 동안 휴식하며 기분이 어떤지 살펴본다.

연습을 마무리한다.

기록한다.

즐거움을 위한 숨 연습은 신체와 뇌의 화학 반응을 변화시키는 스위치와 같아서, 우리의 감정을 바꿔준다. 이 연습은 언제든 기분을 전환하고 싶을 때, 작은 미소와 밝은 기운을 느끼고 싶을 때, 재미있고 색다르게 자기 자신을 보살피고 싶을 때 효과적이다.

또한 즐거움을 위한 숨 연습은 친구, 가족, 아이들과 함께해도 좋다. 단 몇 초 만에 몸소 체험할 수 있을 것이다. 즐거움이 얼마나 빨리 퍼지는지, 목적과 의지만 있다면 즐거움을 키우는 게 얼마나 쉬운지 말이다.

연습이 편안해지면 원하는 만큼 오래 진행해도 좋다. 자연스럽고 가벼운 동작들을 추가해도 무방하다. 잠시 모든 걸 내려놓고 몸과 숨의 흐름을 따르도록 하자. 곧 신선한 에너지가 온몸에 퍼질 것이다. 얼굴엔 미소가 번질 것이다. 그렇게 즐거움의 입구에 다다를 것이다.

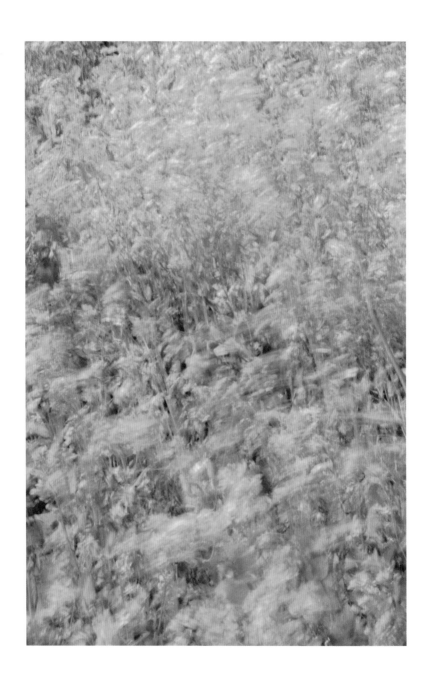

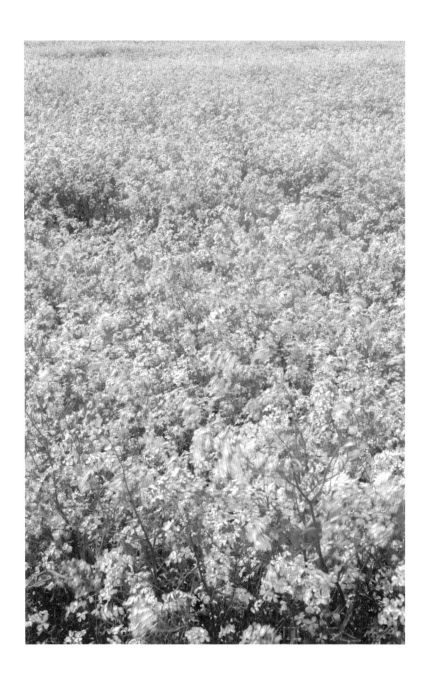

놓아주기 (Letting Go)

사람들은 고민한다. "어떻게 하면 내려놓을 수 있을까?" 자기 자신이 무언가에 지나치게 얽매여 있다는 것을 본능적으로 알고 있는 것이다. 또한 우리는 내부 어딘가에 쌓여 정체되어 있는 에너지를 발산해야 한다는 것 역시 잘 알고 있다. 자유롭게 흐르는 숨은 몸과 마음의 건강과 활기, 그리고 힘을 의미한다. 사실 우리의 몸과 마음에 발생하는 여러 문제는 우리가 갖고 있는 그릇된 신념과, 그 해로운 생각을 떠받치는 생활방식에서 기인한다.

놓아주지 않으면 끌려다닌다. 그렇게 질질 끌려다니다 어쩔 수 없는 상황에 이르러서야 어리석음을 후회한다. 가볍게 살아야 한다는 사실은 모두 알고 있지만, 대체 어떻게 해야 하는 걸까? 놓아주기를 위한 숨 연습은 내려놓기와 관련된 철학적 개념과 심리학적 용어를 몰라도 진행할 수 있다.

놓아주기를 위한 숨 연습은 몸과 마음과 정신에 좀 더 큰 공간을 만들어주고 자유의 감각을 열어준다. 이렇게 숨과 몸을 자유롭게 할 수 있게 되면, 우리를 억압하고 지치게 하던 생각들로부터 해방될 수 있다. 나는 10년 전에 이 연습을 시작했다. 그 이후로는 단 한 번도 해로운 생각에 끌려다니지 않았다고 말하고 싶지만, 꼭 그렇지만은 않았다. 하지만 질질 끌려다니는 횟수는 현저히 줄어들었다. 나의 사고방식과 삶의 태도는 숨 연습을 통해 조금씩 나아지고 있다.

놓아주기를 위한 숨 연습

선 자세, 3분

발을 어깨너비로 벌리고 바르게 선다.

무릎을 살짝 굽히고 양팔은 편하게 내린다.

연습의 목적을 설정한다.

코를 통해 몇 번 정도 호흡하며 숨을 정리한다.

숨을 깊게 들이쉬며 하늘을 향해 양팔을 올린다.

엉덩이에 체중을 싣고 양팔을 다시 내린다. 이때 무릎을 굽히며 입을 벌리고 숨을 크게 내쉰다.

위 과정을 10번 반복하는 동안 최대한 깊게 숨을 들이쉬고 내쉰다.

몇 분 동안 휴식하며 기분이 어떤지 살펴본다.

연습을 마무리한다.

기록한다.

몸을 움직이며 편안하게 숨을 쉬면 몸과 마음이 조화를 이루면서 더는 필요하지 않은 것들을 놓아버릴 공간이 생긴다.

연습 목적을 설정할 때는 현재를 기준으로 단순하게 설정하는 것이 좋다. 내 안에 오래전부터 똬리를 틀고 있었던 생각이 호흡 10번 만에 갑자기 사라질 거라고 기대하면 안 된다. 숨 연습을 현실적으로 바라보는 동시에 현재 마주하고 있는 문제가 무엇인지, 자신이 집착하고 있는 생각이 지금 어떤 모습으로 나타나고 있는지에 집중하자.

연습의 효과를 확인하는 데는 시간이 걸릴 것이다. 놓아주기는 '결과'라기보다는 하나의 '과정'이다. 즉 놓아주기는 삶의 성과와 관련된 것이라기보다는 삶의 태도와 관련된 것이다.

놓아주기를 위한 숨 연습은 에너지를 전환하고, 생활의 찌꺼기를 내보내고, 나를 현재로 되돌리는 시간이다. 하루를 마무리하며 그날 일어났던 일과 사건들을 흘려보내는 데도 효과적이기 때문이다. 자신을 깨끗이 비우고 언제든 상쾌하게 시작할 수 있는 상태로 만드는 데 놓아주기를 위한 숨 연습을 활용하길 바란다.

부정적인 생각(Negative Thinking)

문제의 원인이 된 요소로는 그 문제를 해결할 수 없다. 빤한 말 같지만, 부정적인 사고의 부정적인 면을 이보다 정확하게 알려주는 말도 없을 것이다. 문제의 원인이 생각이고, 부정적인 생각의 소용돌이에 빠져들어 헤어나지 못하는 상황이라면, 생각은 부정적인 생각의 악순환을 깨는 도구가 더 이상 되지 못한다. 마치 마음먹기 나름이라는 듯이 쉽게 "생각을 조금만 바꿔봐", "긍정적으로 생각해" 하며 여러 책들은 얘기하지만 그 생각을 바꾸기가 좀처럼 쉽지 않은 것이다. 즉 '생각'만으로는 어둠 속을 빠져나오기 힘들다.

부정적인 생각을 떨치는 숨 연습은 악순환의 고리에 갇혀 있는 사람들을 위해 만들었다. 우리 대부분의 머릿속은 사실 그다지 긍정적이지 않다. 잘되는 일보다 잘되지 않는 일에 우리는 더 많은 정신을 쏟아붓는다. 스무 번의 칭찬보다 단 한 번의 비판에 더 많은 에너지를 소비하는 것이다. 우리에게 문제가 있거나 노력하지 않기 때문이 아니다. 부정적인 것에 주의를 기울이는 성향은 마치 컴퓨터 하드웨어처럼 우리 뇌에 탑재된 것이며, 인류가 그 많은 위험과 위기 속에서 지금까지 생존을 이어올 수 있었던 비결이기도 하다. 다만 이 하드웨어에 업그레이드가 필요할 뿐이고, 숨 쉬기는 그 과정을 도울 수 있다.

숨의 패턴을 바꾸는 것은 생각과 감정 상태를 바꾸는 데 매우 효과적이다. 부정적인 생각의 악순환을 끊고 싶을 때 숨이 유용한 도구가 되어줄 것이다.

부정적인 생각을 떨치는 숨 연습

선 자세, 3분

연습의 목적을 설정한다.

코로 3번 연속해서 숨을 얕게 들이쉰다.

입으로 3번에 나누어 숨을 내뱉는다.

위의 과정을 두 번 반복한다.

1분 동안 휴식하며 변화를 관찰한다.

연습을 마무리한다.

기록한다.

연습 중에 어지러움이 느껴진다면, 산소를 좀 더 잘 들이쉴 수 있도록 익숙해질 때까지 앉아서 진행하거나, 입 대신 코로 숨을 내뱉어도 좋다.

입으로 날숨을 내뱉으면 코로 날숨을 내뱉을 때보다 더 빠르게 에너지를 정화할 수 있고 우리의 정신 상태 역시 더 빨리 바뀌게 된다.

연습하고 난 뒤에도 부정적인 생각에 괴롭다면 감사를 위한 숨 연습(108페이지)과 병행하기를 권한다. 부정적인 생각을 완화하는 숨 연습으로 시작해 감사를 위한 숨 연습으로 넘어가면 된다. 이 두 연습을 병행하면 생각의 습관을 바꾸고 안정을 찾는 데 도움이 될 것이다. 다만 잊지 말도록 하자. 부정적인 생각의 고리, 특히 유년 시절부터 형성된 고리는 상상 이상으로 강력하다. 느긋하게 연습하자.

열린 마음(Open Heart)

오래전부터 우리 조상들은 심장을 연민, 사랑, 지혜의 상징으로 여겼다. 따라서 마음이 활짝 열렸다는 것은, 사람들과의 소통이 쉬워지고, 연민과 인정이 깊어져 타인의 처지를 더 잘 헤아리는 상태, 즉 더 지혜로운 상태가 되었다는 뜻이다. 반대로 마음이 닫히면 타인과 단절되어 고립감과 슬픔을 느끼고 직관에 귀를 기울이기 힘들어진다.

타인에게 너무 많은 것을 내어주는 데 반해 자신은 충분히 받지 못한다고 느낄 때, 마음을 열어주는 숨 연습은 유연한 마음으로 스스로를 살필 수 있도록 돕는다. 애정이나 기쁨에 갈급하지 않고, 내 안의 소리에 귀 기울여 스스로 충만감을 느낄 수 있도록, 그리하여 우리 안의 지혜에 닿을 수 있도록 안내한다.

마음을 열어주는 숨 연습은 사람 사이의 연결을 견고하게 해주고, 감수성을 높여준다. 내면의 호기심과 직감을 깨워주기 때문에 아이들에게 가르쳐주기에도 좋다. 자아 존중감을 기르는 데 효과적일 뿐더러, 친구 사이에서 어려운 일이 생겨 힘들어할 때도 큰 힘이 되어줄 것이다.

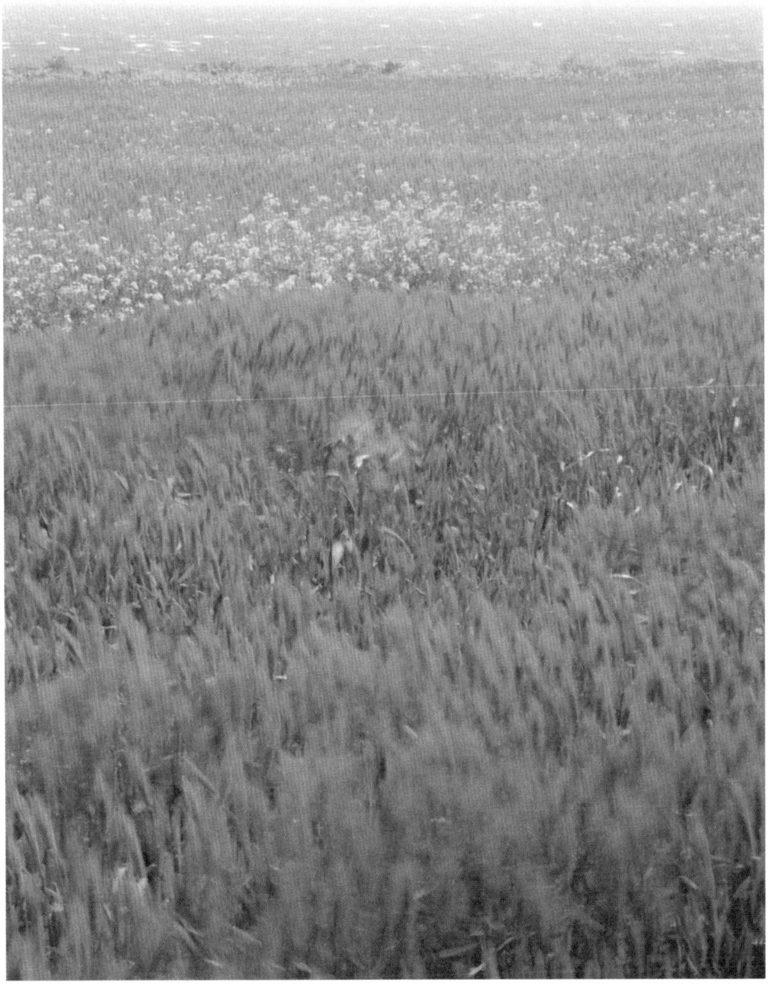

마음을 열어주는 숨 연습

누운 자세, 10분

담요나 베개 등을 준비하고, 아주 편안한 자세로 눕는다.

연습의 목적을 설정한다.

양손을 가슴 위에 편하게 얹고, 눈을 감는다.

코로 숨을 깊이 들이쉰다.

들숨보다 1~2초 정도 길게 코로 날숨을 내쉰다.

익숙해질 때까지 몇 번 반복한다.

정돈되었다고 느껴지면, 심장에 주의를 집중한다.

마음속으로 또는 소리 내 스스로에게 묻는다. "하고 싶은 말이 있니?"

계속해서 숨 쉬며 응답을 기다린다.

아무것도 느껴지지 않는다면, 다시 질문하고 기다린다.

대답을 들었다면, 속으로 또는 소리 내어 말한다. "고마워. 내가 항상 여기 있을게. 사랑해."

위의 과정을 두 번 반복한다.

양손을 몸통 옆으로 내려놓고, 숨에 집중한다. 몇 분간 휴식한다.

연습을 마무리한다.

기록한다.

천천히 진행해도 좋다. 처음 질문을 던졌을 때 대답이 없다 해도 실망하지 말자. 누구나 마음이 활짝 열릴 때까지는 시간이 걸린다. 경직된 마음은 조금씩 유연해질 것이다. 우리의 정신은 섣부른 판단과 비난, 타인의 의견에 대한 두려움으로 가득하기에, 마음은 조용히 말을 걸어올 때가 많다.

마음을 여는 데 가장 중요한 요소는 자유롭게 소통할 수 있는 길을 터주는 것이다. 이 연습은 매우 예민한 연습이 될 수도 있다. 만약 감정이 올라온다 해도 숨처럼 자연스럽게 올라오고 내려가는 것을 지켜보면 된다.

이별이나 상실과 같은 삶의 큰 시험을 통과하고 있다면, 더 깊은 감정이 올라올 수 있다. 자기 자신에게 이런 감정들을 느낄 시간과 공간을 내어주자. 얼마 지나지 않아 우리의 마음에 사랑과 지혜가 넘친다는 사실에 위로를 얻을 수 있을 것이다.

고통 덜기(Pain Relief)

숨은 물리적인 고통을 덜어준다. 우리 몸은 고통을 느낄 때, 혹은 고통이 예상될 때 반사적으로 숨을 참는다. 이런 충동에 따르다 보면 몸이 긴장하고 수축해 더 고통스러워진다. 반대로 몸이 유연해지고 편안해지면, 그래서 공기가 더 자유로이 흐르게 되면, 고통은 줄어든다.

"불편할 땐 숨을 고르자!"라는 말을 들어봤을 것이다. 이 오래된 격언이 통하는 이유는 신체적인 고통을 다스리는 데 숨을 쉬는 것이 실제로 효과적이기 때문이다. 고통을 덜어주는 숨 연습을 진행할 때면, 나는 고통이나 불편함의 중심이 아닌 가장자리에 집중하며 숨을 쉬라고 말한다. 가장자리에 집중하면 조금 더 지속적인 안정을 찾을 수 있다. 시간이 지날수록 고통의 근원은 작아지고, 불편함이 있던 자리에 편안함이 차오른다. 또한 고통을 덜어주는 숨 연습은 우리가 숨을 참고 있다는 사실을 깨닫게 하고, 불편함 속에서도 천천히, 그리고 의식적으로 다시 숨 쉴 수 있게 해준다.

불편하고 고통스러운 감각들이 밀려올 때, 그 순간에 머무르는 것도 안정을 찾는 방법이다. 무섭게 들릴 수도 있지만 실제로 효과가 있다. 심각한 고통을 겪는 경우, 우리는 생존 본능에 따라 그 상황이나 현실과의 관계를 끊어버리는데, 그 불편한 경험 속에 의식적으로 머무는 것은 고통을 다스리는 하나의 방법이 될 수 있다.

고통을 덜어주는 숨 연습

앉은 자세 혹은 선 자세, 장소와 시간은 자유롭게

가장 편안한 자세를 잡는다.

연습의 목적을 설정한다.

코로 길게, 천천히 숨을 들이쉬고 내쉰다.

불편함이나 고통을 느끼는 부위에 가만히 집중해본다.

고통의 가장자리에 집중하며 천천히 호흡한다.

숨이 잘 이어지는지 주의하며, 숨을 참고 있다면 다시 숨으로 돌아
온다.

필요한 만큼 연습을 이어간다.

변화가 있는지 살펴본다.

연습을 마무리한다.

기록한다.

고통을 덜어주는 숨 연습은 치과와 같은 곳에서도 유용하다. 엄습하는 두려움과 그에 따르는 통증 앞에서 잔뜩 움츠러들 때, 침착하게 현실을 받아들여 한결 편안함을 느끼게 한다.

물리적인 고통 중에서도 특히 만성적인 통증은 정신과 감정의 많은 부분을 갉아먹는다. 통증 그 자체 때문에도 지치지만, 통증을 없애려는 온갖 시도에서 오는 실망감은 더 큰 고통을 불러온다. 그러나 숨 연습을 할 때만큼은 결과에 대한 지나친 기대나 집착을 내려놓는 것이 중요하다. 기대와 집착은 몸과 마음에 불필요한 긴장을 만들어 연습에 도움이 되지 않기 때문이다.

고통 속으로 숨을 흘려보내고자 할 때는 무엇보다 자신의 몸을 믿어야 한다. 만약 숨을 적게 들이쉬고 싶다면, 그냥 그렇게 하면 된다. 빨리 안정을 찾기 위해 숨을 통제하려고 애쓰면 안 된다. 아주 적은 숨이라도 제대로 흘러 들어가야 긴장의 패턴을 바꾸고, 시간이 지나면서 더 큰 안정감을 느낄 수 있다.

부모와 아이(Parent and Baby)

갓난아이는 자기 자신을 제어하지 못한다. 충동, 감정, 욕구를 다룰 능력이 없다. 시간이 지나며 차차 아이들은 자기조절을 배우고, 보호자와의 관계를 통해 자신을 진정시키는 능력을 발달시킨다.

육아에서 가장 중요한 부분 중 하나는 자기 자신을 조절하는 법을 가르치는 것이다. 감사하게도 나는 수업을 진행할 때마다 부모와 아이가 보여주는 마법 같은 광경을 볼 수 있었다. 함께 숨을 쉬는 수업이 끝날 때쯤, 그들이 보여주는 정돈된 모습과 표정, 그리고 그 평화로운 느낌은 아름답고 경이로웠다.

부모와 아이를 위한 숨 연습은 아기가 피곤해하거나 칭얼거릴 때도 상당히 효과적이다. 많은 부모들은 이 연습에는 숨 쉬기 그 이상의 의미가 있다고 말한다. 그들은 이 연습을 진행할수록 아이와의 관계가 더 견고해졌다고 고백했다.

부모와 아이를 위한 숨 연습

아이를 안고 앉은 자세 혹은 누운 자세, 5분

편안하게 자세를 잡는다.

빠르게 집중한다.

코로 천천히 부드럽게 숨을 쉰다.

이 순간 자신이 아이에게 가장 큰 힘과 양분이 된다고 생각하며, 숨이 몸에 자유로이 흐를 수 있게 한다.

숨을 쉬면서 아이에게 어떤 일이 벌어지는지 살펴본다.

그만둘 준비가 될 때까지 몇 분간 계속한다.

함께해준 아이에게 감사를 전한다.

연습을 마무리한다.

가능하다면 기록한다.

NOTES

부모와 아이를 위한 숨 쉬기를 해본 이들은 모유 수유를 할 때뿐 아니라 낮잠이나 저녁에 잠을 잘 때도 이 연습이 커다란 도움이 된다고 말한다. 아이들에게도, 부모에게도 아주 좋은 연습이다.

아이와 함께하는 휴식(Parent and Child Relaxation)

건강한 휴식이 무엇인지 생생하게 보여주고, 휴식을 재미있는 활동으로 여기게 하는 것은 아이들과 연결되는 아주 효과적인 방법인 동시에, 아이가 평생 활용할 자기관리 도구를 선사하는 뿌듯한 일이다.

몇 해 전 승려이자 명상가인 틱낫한(Thich Nhat Hanh)과 수련을 함께할 기회가 있었는데, 그때 그에게 들었던 말씀이 아직도 생생하다. "여러분이 아이에게 줄 수 있는 가장 큰 선물은 여러분의 실존입니다." 이후 그의 말은 내 수업에 참여하는 모든 부모와 나누고 싶은 가장 중요한 가치가 되었다.

사랑하는 사람과의 의미 있는 관계의 출발은 무엇일까? 온전히 살아 있고자 하는 열망과 능력, 그리고 현재에 머무르려는 노력이다. 부모와 아이의 휴식을 위한 숨 연습이야말로 그런 열망의 발로이자 노력의 증거라고 생각한다. 아이와 더 깊이 소통하고, 아이에게 멋진 삶의 태도를 물려주고 싶은 부모에게 휴식을 위한 숨 연습을 권하고 싶다.

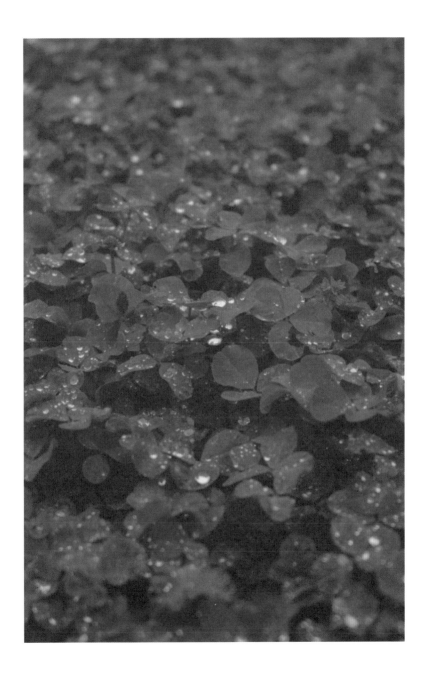

아이와 함께하는 휴식을 위한 숨 연습

아이와 나란히 앉은 자세, 3~5분

편안하게 앉는다.

아이와 함께 연습의 목적을 설정한다.

아이에게 숨에 집중해보라고 말해준다. 그리고 아이들이 무엇을 느끼는지 살펴본다.

아이에게 한 손을 자신의 배 위에 올리라고 하고, 부모도 똑같은 자세를 취한다.

입은 다문 채 가슴이 부풀 때까지 코로 숨을 들이쉬게 한다.

아이에게 들이쉰 숨을 1초 동안 참으라고 말해준다.

그다음, 입으로 최대한 천천히 숨을 내쉰다.

아이와 본인이 편안해질 때까지 위의 과정을 반복한다.

함께 호흡한 뒤, 어떤 느낌을 받았는지 아이의 이야기를 들어본다.

연습을 마무리한다.

가능하다면 기록한다.

숨 연습의 시작 단계에서는 아이가 자신의 몸이 숨과 연결되어 있음을 느껴보는 것만으로도 충분하다. 서서 진행해도 좋고, 낮잠을 자기 전이나 저녁에 잠자리에 들기 전도 좋다. 아이들을 차분하게 하는 데 효과적이다.

이 연습은 온 가족을 위한 훌륭한 활동이다. 한 주를 끝내는 즐거운 이벤트, 혹은 중요한 시험이나 과제를 앞두고 스트레스를 해소하는 리추얼이 되어줄 것이다.

연습을 할 때, 아이가 좋아하는 특별한 담요나 장난감을 가져오도록 하자. 조용한 음악을 들으며 연습하는 것도 좋다. 자신만의 요새에서 연습하는 것을 좋아하는 아이들도 있다. 중요한 점은 아이들이 모든 과정에 능동적으로 참여할 수 있도록 배려하는 것이다.

아이와 함께하는 숨 연습은 자기 제어가 힘들거나, 매우 민감하거나, 주눅이 들어 있고 스트레스에 취약한 아이에게 특히 유용하다. 어린 시절 경험하는 고요는 평생 유용하게 활용할 수 있는 삶의 태도가 되어줄 것이다.

회복력(Resilience)

문제를 극복하고 힘겨움을 떨쳐내고 일상으로 되돌아오는 능력은 몸과 마음의 건강에 필수적이다. 회복력이 좋은 사람은 실패하거나 기회를 놓칠 때에도 통제 불가능한 문제에 압도되지 않고 대안의 길을 찾아낸다. 회복력은 인류가 동굴에 살던 때부터 생존과 번영에 필요한 덕목이었는데, 모든 것이 빠르게 변하는 오늘날 더욱 중요한 자질이 되었다.

회복력은 오늘날의 심리학에서 가장 많이 활용되는 개념 중 하나로, 자기조절 능력, 자신과 타인 사이의 탄탄한 경계와 유연성, 긍정적인 사고방식, 소통 능력, 실패를 성장의 기회로 삼는 마음가짐 등에 의해 좌우된다. 이 자질들은 개별적으로도 유용한 덕목들이지만, 서로 합쳐져 더욱 강력한 힘을 발휘한다. 변화를 능동적으로 받아들이고, 주변 환경에 잘 적응하며, 넓은 안목으로 세상을 보고, 자신을 세심하게 돌볼 수 있도록 작용한다.

물론 회복력이 있다고 해서 고통스럽고 슬픈 일들이 전혀 불편하지 않게 느껴지는 것은 아니다. 오히려 회복력은 늘 역경, 트라우마, 정서 장애 등과 맞닿아 있다.

회복력을 기르는 숨 연습의 효과는 탁월하다. 잃어버린 중심을 찾게 해주고, 현재에 단단하게 발 딛게 해주며, 자신감을 불어넣는다. 몇 달간 열심히 연습한 사람은 한 명도 빠짐없이 자아 존중감이 높아지고, 자신을 더 소중히 여기게 되고, 감정의 파도에 휩쓸리지 않으며, 궁극적으로는 의식이 더욱 단단해졌다고 이야기한다.

회복력을 기르는 길은, 깊은 슬픔이 도처에 도사리고 있는 길고 긴 비탈길과도 같다. 그러나 그 길의 끝엔 환한 기쁨이 기다리고 있다. 숨과 자신을 꾸준히 연결하면, 삶의 태도를 유연하게 만들 수 있다. 즐거운 마음으로 자기 회복을 위한 시간을 마련하도록 하자. 치유가 필요한 곳을 치유할 수 있고, 되고자 하는 사람으로 자신을 확장해나갈 수 있을 것이다.

회복력을 기르는 숨 연습

선 자세, 5분

발을 골반 너비로 벌리고 바르게 선다.

무릎을 살짝 굽히고, 양팔은 자연스럽게 내린다.

연습의 목적을 설정한다.

코로 숨 쉬며 호흡을 정돈한다.

코로 깊게 숨을 들이쉬며 양팔을 양옆으로 뻗는다. 이때 손바닥은 앞을 보게 하고, 그대로 팔을 머리 위로 모아 기도하는 자세를 취한다.

숨을 내쉬며 손바닥을 가슴으로 가져와 심장 박동을 느껴본다.

다시 양팔을 옆으로 내리고, 위 과정을 3분 동안 반복한다.

3분이 지난 뒤 양팔을 편하게 내리고 1분 동안 휴식한다.

연습을 마무리한다.

기록한다.

숨을 들이쉴 때마다 키가 커진다고 상상하며 하늘을 향해 척추를 늘여보자. 손을 가슴으로 가져갈 때도 척추를 곧게 세우며 두 발로 땅을 더욱 단단히 눌러준다.

연습하는 중에 느껴지는 감각에 집중한다. 숨이 얼마나 풍부해지는지, 변화된 숨이 몸에 어떤 변화를 가져오는지 살펴본다고 생각하면 된다. 이렇게 연습 중에 관찰한 변화는 기록하는 것이 좋다.

회복력을 높이는 숨 연습은 희망이 보이지 않을 때, 생명력을 강력하게 키우고 싶을 때, 할 수 있다는 자신감을 필요할 때 효과적이다. 이 연습을 처음 시작하는 사람이라면, 일주일 동안 아침 식사 전에 진행하는 것을 추천한다.

슬픔(Sadness)

행복처럼 슬픔도 우리를 드나든다. 우리는 '행복'에 지나치게 집중한 나머지 슬픔을 위한 시간을 남겨두지 않는다. 오늘날 우리의 문화는 슬픔을 부정적으로 여긴다. 그래서 사람들은 역설적으로 슬픔에 너무 쉽게 흔들리고, 또 기분을 전환할 다른 활동으로 슬픔을 재빠르게 덮어버린다. 언젠가 슬픔이 찾아온다면, 억누르거나 외면하지 말고 그대로 느껴보자. 불행의 한가운데서 우리의 몸에 주의를 집중하는 간단한 전략만으로도 의식은 변화하기 시작한다. 굳건한 힘을 지닌 상태에서 슬픔을 살필 기회를 얻을 수 있을 것이다.

슬픔과 함께하는 법을 배우면 모호한 감정에 좀 더 쉽게 다가갈 수 있다. 그렇게 슬픔이 우리에게 무엇을 말하려 하는지 명확하게 알 수 있으며, 일단 슬픔의 정체가 무엇인지 정확하게 파악하고 나면 정면으로 마주하는 것도 수월해진다.

나는 지금 슬픔이라는 힘겨운 감정을 쉽게 넘겨버릴 방법을 제시하는 것이 아니다. 감정의 밑바닥까지 내려가 자기 자신을 보다 선명하게 파

162

악하고, 그를 통해 한 단계 성장하며, 밖으로 흘러보내야 할 것들이 무엇인지 살피는 기회를 제공하고자 하는 것이다. 그리고 결국에는 우리 몸 안에 감정과 에너지의 찌꺼기를 남기지 않고, 깨끗하게 비울 수 있도록 돕고자 한다.

슬픔 안에 온전히 머무는 능력은 더 큰 회복력과 더불어 어떤 문제를 마주해도 자신을 치유할 수 있다는 자신감을 심어줄 것이다.

슬픔 안에 온전히 머무는 숨 연습

앉은 자세. 12분

편안하게 앉는다.

연습의 목적을 설정한다.

1분 동안 코로 천천히 숨 쉬며 호흡을 정돈한다.

다음 몇 분 동안 머리부터 발끝까지 집중해서 훑으며 편안한 곳은 어디이고 불편한 곳은 어디인지 느껴본다.

8분 동안 코로 깊고 천천히 숨을 이어간다. 몸이 원하는 대로 편하게 호흡을 이어간다.

자기 자신을 숨에 단단히 고정한 채 오고 가는 감정을 관찰한다.

이 과정이 끝나면, 1분간 휴식한다.

연습을 마무리한다.

기록한다.

특별히 힘든 시간을 겪고 있는 사람은 연습 초기에 눈물을 보이기도 한다. 연습 중에 터져 나오는 울음은 우리 몸을 정화하고 재정비하는 데 필요한 수단이니 긍정적으로 생각하자.

여러 감정이 오고 가는 것을 가만히 지켜보자. 그리고 그 어떤 감정도 붙잡지 않도록 하자. 있는 그대로 감정을 소화하는 것이 이 연습의 목표다.

울음이 너무 깊어지거나 갇혀 있던 기억에 붙잡혀 힘들 수도 있다. 그럴 때는 숨을 활용해 현재로 돌아오려 노력하자. 만성적인 슬픔을 겪고 있다면 안내자와 함께 연습하는 것을 추천한다. 몸에 집중하는 치료사도 좋고, 정신과 몸의 수련을 함께 가르치는 수행자도 좋다. 지지자가 되어줄 수만 있다면 그 누구도 좋다. 자기 자신을 탐색하고 슬픔을 털어놓을 수 있게 도와줄 누군가를 찾아보자.

자기 치유(Self-Healing)

삶의 속도가 너무 빠르면, 우리 몸이 느껴야 할 것을 제대로 음미하지 못한다. 신경계 역시 외부의 자극에 적절하게 대처할 확률이 낮아지고, 감정의 찌꺼기가 켜켜이 쌓여버릴 가능성은 높아진다. 그렇게 소화되지 않은 감정들이 축적되면, 우리의 몸을 안전하게 재생하며 치유하는 과정에도 탈이 난다. 만성적인 고통과 긴장이 발생하는 것이다.

자기 치유를 위한 숨 연습은 우리 몸을 자유롭게 드나드는 숨을 인식하는 것으로 시작한다. 그리고 숨이 어디에서 막히는지, 에너지와 감정이 어디에 쌓여 있는지, 쌓인 감정들이 어떻게 고통을 야기하는지 알려준다.

감정을 의식하고, 느끼고, 소화하며, 필요하다면 표현해보자. 단단하게 뭉쳐 있는 모호한 감정의 덩어리를 깨뜨려보자. 자기 치유를 위한 숨 연습은 생활에 활력을 불어넣는 멋진 도구가 되어줄 것이다.

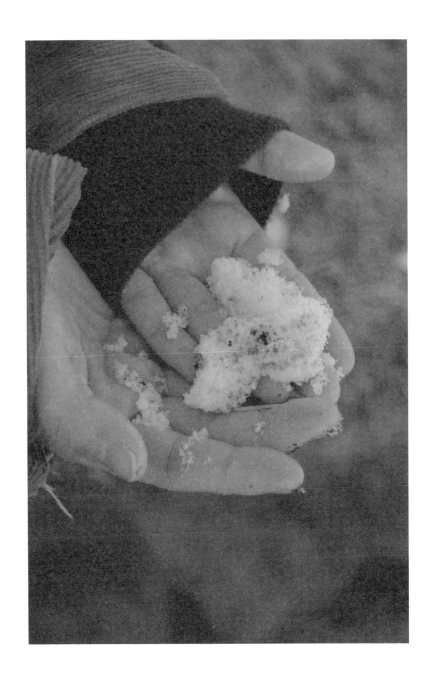

자기 치유를 위한 숨 연습

누운 자세, 12분

편하게 눕는다.

연습의 목적을 설정한다.

1분 동안 코로 천천히 숨 쉬며 호흡을 정돈한다.

다음 몇 분 동안 머리부터 발끝까지 집중해서 훑으며 불편한 곳이 어디인지 느껴본다.

힘을 불어넣을 불편한 부위를 선택한다.

코로 계속해서 숨 쉬며, 가능하다면 불편한 곳에 한 손을 얹는다.

들숨에 불편한 곳을 인식하고, 날숨에 몸을 부드럽게 풀어준다.

숨 쉬기를 몇 번 반복하며, 들숨을 1~2초 정도 늘려본다.

이 과정을 6분씩 반복하며, 불편한 곳의 변화를 살펴본다.

다음 5분은 다른 부분으로 넘어가도 좋고, 같은 곳에 계속 집중해도 좋다.

마무리되면 손을 편하게 내려놓고 1~2분간 휴식한다.

천천히 앉는다.

연습을 마무리한다.

기록한다.

연습 중에 느껴지는 감정이나 감각을 충분히 표출한다. 감정을 이기지 못할 것 같다는 느낌이 들면 잠시 쉬어가도 좋다. 눈을 뜨고, 창밖을 보고, 준비됐을 때 다시 연습으로 돌아오면 된다.

자기 치유를 위한 숨 연습에 익숙해졌다면, 몸의 어느 부분에서 숨이 자유롭게 흐르고 어느 부분에서 막히는지 살펴보도록 하자. 불편한 부분을 찾아냈다면, 이번에는 정체되는 패턴의 특성을 탐색한다.

자기 치유를 위한 숨 연습은, 우리가 이미 우리 몸을 치유할 방법을 알고 있다는 사실을 일깨워준다. 또한 우리 자신과 함께 시간을 보내는 방법을 가르쳐준다.

잠(Sleep)

숨처럼 잠도 생명에 필수적인 요소이다. 하지만 많은 사람이 잠을 잘 자지 못해 힘들어하고 있다. 수면의 질은 기억력, 뇌 기능, 감정의 안정, 신체 기능, 스트레스, 삶의 질, 생활의 안전과 직접적으로 연결되어 있다.

나는 오랫동안 불면증을 앓았다. 허브와 암막 커튼에서부터 명상, 약, 성관계, 귀마개, 오후 9시 이후 전자기기 사용하지 않기, 기 치료, 델타파 음악 등 온갖 방법을 다 시도해보았지만 모든 노력이 실패로 끝났다. 잠들지 못하는 고통에서 벗어나기 위해 나는 눈에 불을 켜고 숙면을 위한 숨 연습을 개발하기 시작했다.

숙면을 위한 숨 연습은 심박수를 낮춰주고, 혈액에 흐르는 산소량을 증가시키는 게 핵심이다. 이 연습은 휴식-소화 반응을 활성화하고, 그 결과 정신을 고요하게 해 잠이 들도록 돕는다.

이 연습은 숨을 참아야 하는 몇 안 되는 연습 중 하나이다. 날숨의 끝에서 잠깐 숨을 멈추는 것은 부교감 신경계를 진정시키는 데 매우 중요하다. 우리의 몸은 계속 숨을 쉬도록 만들어졌기 때문에, 숨을 참다 보면 자연스럽게 다시 숨을 들이쉬게 된다. 그러니 들숨을 걱정하지 않아도 된다. 숙면을 위한 숨 연습은 깊이 있는 휴식을 통해 생기 있는 아침을 선사할 것이다.

숙면을 위한 숨 연습

침대에 누운 자세, 10분 혹은 잠이 들 때까지

편하게 침대에 눕는다.

연습의 목적을 설정한다.

코로 천천히 숨을 들이쉬고 내쉰다. 몇 번 반복한다.

숨을 끝까지 내쉰 후에 3~4초간 숨을 참는다.

숨을 다시 들이쉰다. 잠이 들 때까지 이 과정을 반복한다.

수면의 질이 어땠는지 다음 날 아침에 기록한다.

NOTES

불을 끄고 진행하면 좋다. 최대한 편안한 수면 환경을 만든다. 잘 잔다는 목표를 설정하는 것은 매우 중요하다. 우리의 몸과 정신에 수면을 위해 노력한다는 사실을 알려주기 때문이다. 날숨 끝에 숨을 참는 것이 익숙하지 않다면, 천천히 해도 좋다. 스트레스나 불안에 시달리는 사람은 호흡을 충분히 하지 못하고 있거나 숨이 얕을 가능성이 크다. 날숨 끝에 숨을 참는 것은 호흡을 더 깊게, 천천히 할 수 있도록 도와준다. 1초, 2초로 시작해서 점차 늘려 가면 된다.

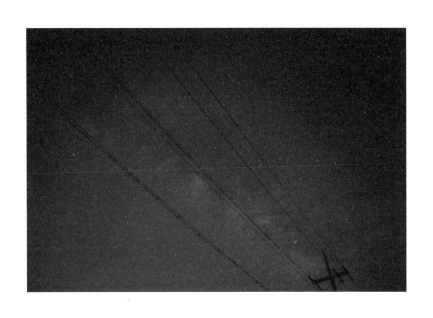

긴장 풀기(Unwind)

숨의 패턴을 바꾸는 것은 몸과 정신을 변화시키는 적극적인 방법이다. 스트레스는 너무 일상적이고 만성적이어서 스트레스 완화를 위한 여러 실천들이 오히려 과소평가 되고 있는데, 스트레스야말로 건강과 회복력을 증진하는 데 있어 가장 큰 장애물이다.

현대인은 역사상 그 어느 때보다 높은 스트레스 수준을 유지하며 생활하고 있다. 놀랍게도, 지금 이 세계에 존재하는 데이터 중 90퍼센트가 최근 2년 안에 생산된 것이라고 한다. 이메일과 스마트폰을 통해 쏟아지는 정보가 어마어마한 속도로 급증하는 요즈음, 이루 셀 수 없는 사람들이 쉬지 못해서, 고요하지 못해서 고통을 겪고 있다.

나는 이미 앞서, 얼마나 많은 이들이 스트레스를 완화하는 것과 감각을 마비시키는 것을 구분하지 못하는지에 대해 언급했다. 사람들은 머릿속을 깨끗하게 비우는 것과 자신 안에 억누르는 것을 잘 구분하지 못한다. 긴장을 풀어주는 숨 연습은 스트레스의 해독제다. 바닥난 에너지를 충전해주고 우리의 흐트러진 몸을 바르게 정돈해준다.

긴장을 풀어주는 숨 연습은 내가 20대 초반에 수련했던 프라나야마 중 '한쪽 콧구멍으로 번갈아 숨 쉬기'에서 유래했다. 이 연습에서는 손을 이용해 한쪽 콧구멍으로 번갈아가며 깊게 호흡한다. 긴장을 풀어주는 숨 연습은 스트레스를 완화하고, 빠르게 평온함을 찾아주며 혈압을 낮춰준다. 또 몸속 에너지의 균형을 회복하고 몸과 마음에 가해지는 압박을 완화할 때 요긴하다.

몇 해 전 만난 한 마스터는 이렇게 말했다. "스트레스 자체가 나쁘거나 부정적인 것이 아닙니다. 우리와 스트레스의 관계를 살피는 게 중요합니다."

긴장을 풀어주는 숨 연습

앉은 자세, 5분

척추를 곧게 세우고 편안하게 앉는다.

연습의 목적을 설정한다.

턱밑으로 몸의 긴장을 모두 풀어낸다.

왼손바닥을 위로 향하게 하여 왼쪽 무릎에 얹는다.

오른손 약지는 왼쪽 콧구멍, 엄지는 오른쪽 콧구멍에 가만히 얹는다(가만히 얹기만 하고 힘을 주어 막지 않는다). 검지와 중지는 손바닥 쪽으로 구부리고, 새끼손가락은 편하게 둔다.

코로 깊게 숨을 들이쉬고 입으로 내쉰다. 오른손 엄지로 오른쪽 콧구멍을 막고 왼쪽 콧구멍으로 천천히 숨을 들이쉰다. 그다음 왼쪽 콧구멍을 오른손 약지로 막고 잠깐 숨을 멈춘다.

오른쪽 콧구멍을 열고 천천히 숨을 내쉰다. 잠시 멈춘다. 다른 쪽도 똑같이 반복해주면 긴장을 풀어주는 숨 쉬기 한 회가 완료된다.

5~10번 정도 위의 과정을 반복한다.

충분히 반복했다면 1분 동안 휴식하며 변화가 있는지 살펴본다.

연습을 마무리한다.

기록한다.

어느 한쪽 콧구멍으로 숨을 내쉰 다음에는 다른 쪽으로 숨을 들이쉬어야 한다. 처음에는 5번 정도 숨을 반복하면 된다. 연습에 익숙해지면 10번까지 늘려도 좋다.

일관성이 있으면 더 효과적이다. 들숨, 날숨, 숨을 참는 시간이 일정할수록 조금 더 편안하게 연습할 수 있다. 처음 시작할 때는 3초간 숨을 들이쉬고, 3초간 숨을 참고, 3초간 숨을 내쉬고, 다시 3초간 숨을 참는 식으로 진행하면 된다. 익숙해지고 편안해지면, 시간을 조금씩 늘리고, 몸의 변화에 주의를 집중하자.

긴장을 풀어주는 숨 연습을 포함해 이 책에 소개된 그 어떤 숨 연습에서도 숨을 억지로 쉬어서는 안 된다. 이 연습에서는 코를 통해 숨이 자연스럽게 들고 나는 것이 중요하다. 그러니 코에 대고 있는 손가락에 너무 센 힘을 줄 필요가 없다.

긴장을 풀어주는 숨 연습을 처음 시작할 때는 어려울 수 있다. 인내심을 갖고 꾸준히 연습하자. 곧 익숙해진다. 명상 전에 진행해도 효과적이다.

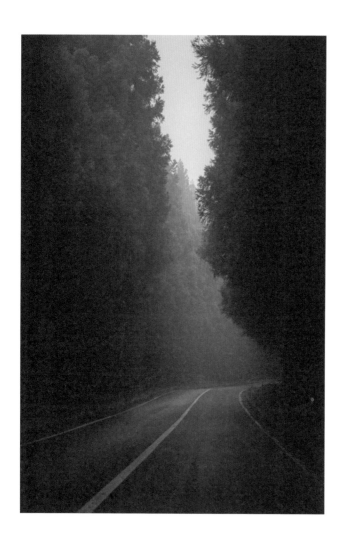

옮긴이 이유림

경희대학교와 같은 대학 대학원에서 철학을, 베를린에서 영화학을 공부하고 지금은 전문 번역가로 활동하고 있다. 『인간 : 너와 그 속에 사는 수많은 이들의 기억』, 『진화 : 살아 있는 모든 것들의 수수께끼』, 『자연처럼 살아간다』, 『아다의 바이올린』, 『열두 살, 나의 첫사랑』, 『바람 저편 행복한 섬』, 『잊을 수 없는 외투』, 『독수리와 비둘기』, 『어느 독일인 이야기』 등 여러 책을 우리말로 옮겼다.

숨을, 쉬다

애슐리 니스 지음
이유림 옮김

초판 1쇄 발행 : 2021년 10월 4일

발행 : 책사람집
디자인 : 오하라
사진 : 왕준호
인쇄 및 제작 : 우진코니티

ISBN 979-11-973295-4-8 03510

책사람집
출판등록 : 2018년 2월 7일
(제 2018-000269호)
주소 : 서울시 마포구 토정로 53-13 3층
전화 : 070-5001-0881
이메일 : bookpeoplehouse@naver.com
인스타그램 : instagram.com/book.people.house/
블로그 : post.naver.com/bookpeoplehouse